安けれ ば、それで いいのか!?

山下惣一 編著

コモンズ

はじめに

「六三〇円の定食が食べられないという人たちが出てきたんよ」と友人が嘆く。山口市内で夫婦で小さな「めし屋」を開店して一七年目。定食は庶民相手の看板メニューで、大盛りのご飯、魚の煮つけまたは焼き魚、野菜の煮物、味噌汁に漬け物がついての値段である。八年間この価格でやってきた。これまで客からクレームがついたことはない。ところが、最近「決して高いとは思っていないだけど……」という人が増えてきたという。つまり、もっと安いものが出てきたのだ。ハンバーガーや牛丼はその代表だが、それだけではない。

「閉店間ぎわのスーパーに毎日、行列ができるの。おにぎり、サンドイッチなど賞味期限の切れるものを半値で売るのね。それを狙って並ぶ。あぶれたら、うちの店に食べにくる」と細君が笑う。「情けないことになってるんよ」

これがまぎれもなくこの国の現実であり、いまという時代の一断面でもある。国民が保有する金融資産が一四〇〇兆円と喧伝され、海外旅行に出かける人が年間一八〇〇万人弱、数万円もするワールドカップサッカーの入場券を求めて人びとが殺到するのも現実なら、失業率五％で、三三〇万人が職を失い、自殺者が三万人を超え（未遂者は一〇倍とも三〇倍ともいわれる）、自己破産が一三万件というのも、また現実だ。いったい私たちはどこへ向かおうとしているのか？というのが、この本を編んだそもそもの基本的な問題意識である。

安いということは、消費する側にとってはいいことである。ありがたい。これは疑う余地はない。しかし、安さを追い求めているうちに、予想もしなかった変動が身の回りで起きてきた。地方都市の商店街はもぬけの殻。全国でおよそ二万といわれる駅前商店街の八割はシャッターを下ろした店が目立つ「シャッター通り」と化し、再生の手だてはないといわれている。一方、郊外の量販店でも過当競争と安売りで働けど利益は出ず、倒産やリストラが相次ぎ、外国資本が進出してくる。ことに農山村の疲弊は深刻で、この五年間に全国で約五〇〇〇の集落が機能を停止した（「二〇〇〇年世界農林業センサス」）という。

つまり、「安さ」をありがたがっているうちに足元の地域社会は崩壊し、伝統文化は消滅し、ついには自らの職場も失うという悪循環となっている。マイナスのブーメラン効果とでもいうべきだろうか。

この本では食に焦点をあて、それぞれに第一線で活躍中の筆者たちが丹念に調査・取材し、その本質に迫った。安いとはどういうことか？　なぜ、そこまで安くできるのか？　背後で何が起きているのか？　これから私たちの食と暮らしはどこへいくのか。いっしょに考えてみてください。

二〇〇一年秋

山下　惣一

安ければ、それでいいのか!?●もくじ

装丁●林佳恵

第1章

六五円ハンバーガーの裏——榊田みどり

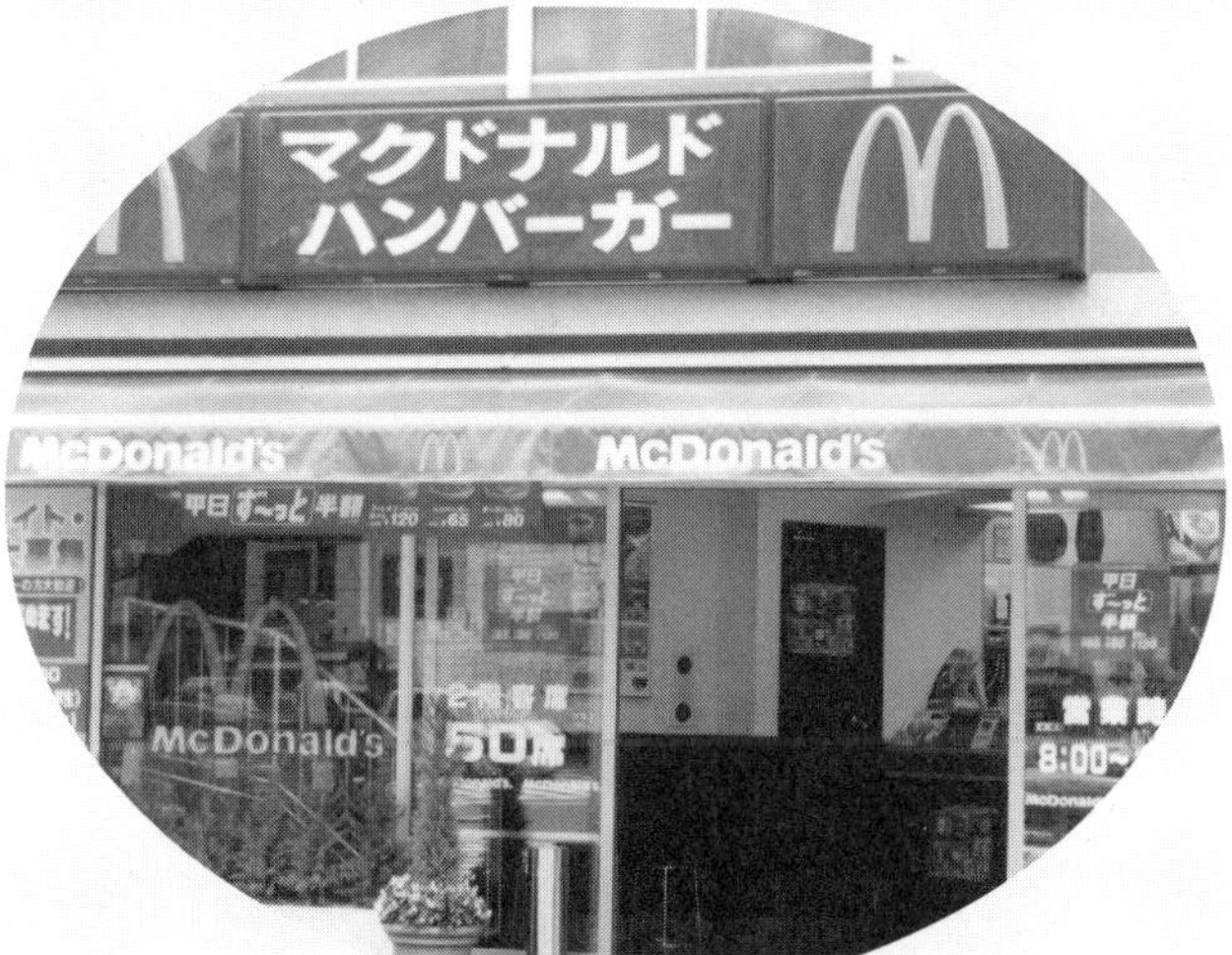

狂牛病の影響で豚肉やエビを使ったバーガーにシフトしたマクドナルド

1　マクドナルドの食材はどこから

売上げは約五倍

「そこまでやるか」と思った。

二〇〇〇年二月一四日のバレンタインデー、日本マクドナルド（以下マック）が平日半額セールを打ち出したときのことだ。なにしろ、ハンバーガー六五円である。マックが銀座に第一号店をオープンした三〇年前の一九七一年でさえ、ハンバーガーは八〇円だった。

この半額セールから一年間で、前年比で「ハンバーガー、チーズバーガーともに販売個数が四・八倍に伸びた」（マック広報部）というから驚異的だ。その売上げ増を支えたのが哀しき中高年サラリーマン。昼時ともなれば、それまではティーンエイジャーや子どもが顧客だったマックの店先に、背広姿が行列をつくる風景が社会現象になった。その後、牛丼やコンビニのおにぎり・弁当類などを巻き込んだ外食の低価格戦争が続いていることは、いまさら語るまでもない。

それにしても、なぜこんなに安くできるのか。

共同仕入れの威力

「品質は以前と変わっていないんですよ。ただ、たとえば牛肉の仕入れを、日本単独でなくオーストラリア・マクドナルドといっしょにする。(ビッグマックなど一部の商品のパンにのせる)ゴマも、複数国のマクドナルド社でまとめて契約する。世界的な規模で共同で仕入れれば、それだけ安くなります」

以前、取材に訪れたときの説明はこうだった。てりやきバーガー、チキンタツタなど日本独自で開発されたメニューもあるが、ハンバーガー、チーズバーガー、ビッグマックは、世界約一二〇カ国に二万八〇〇〇店舗あるマックのレギュラーメニュー。つまり、どこの国のマックで食べても「食材は同じ、大きさ、ミートの重さ、焼き方まですべて同じ」という世界共通の味なのだ。なにしろ、〝世界のマクドナルド〟である。

「いつでもどこでも同じ味」を実現するために、マクドナルド社では、中南米・カナダを含むアメリカエリア、ヨーロッパ・アフリカ・中東エリア、アジア・オセアニアエリアの三地域に分けて、定期的に各国のハンバーガーの味をチェックする。日本を含むアジア・オセアニアエリアの本部は香港だ。

食材が同じだから、仕入れも世界中のマクドナルド社をまとめてやってしまうほうが合理的だ。マックの説明によると、各国マクドナルド社を統括するマクドナルド・コーポレーション（本社・アメリカ）が認定している食材・資材のサプライヤー（仕入業者）は、世界に数百社。そのなかで、為替動向や原料価格の変動を見ながら、仕入時にもっとも安い業者を選び出して共同仕入れする。量をまとめれば、価格も下がる。

とくに牛肉やゴマなどに関しては、全世界のマクドナルド社が共同チーム体制を組む。量をまとめても、一カ所に発注が偏れば、逆に相場を跳ね上げてしまう。そこで、どの国とどの国が共同で仕入れるか、どのエリアは仕入れを分散するかといった調整をするのだ。ちなみに、子どもたちに人気のマック・オリジナルのおもちゃは、生産委託工場を人件費の安い中国に集中配備し、全社が一括発注することで、コストを下げている。

ここで威力を発揮するのが、マクドナルド社が導入している「グローバル・パーチェシング・システム（国際購買体制）」だ。約一二〇カ国に同社があるということは、全世界にそれだけ情報拠点があることを意味する。それらの国々から送られる情報をシステム化し、パソコンのキーをポンとたたけば、食材のひとつひとつについて各国からの仕入価格が瞬時に比較できる体制をつくりあげている。各国の市場価格、そのときどきの取引先各社の工場からの出荷価格、さらに流通コスト、関税、日本までの船便輸送コストも含めて、仕入段階では価格がいくらになるかを自動計算してくれるソフトがあるのだ。もちろん、単位はドル建てだ。

要するに、複数の取引先候補から、その時点でコストが少しでも安くすむ業者をすぐに選定できるシステムである。共同仕入れによって大量発注したほうが安くあがるのか、それとも仕入先を分散したほうが安いのかの判断・調整も、この情報をもとに行われる。

このシステムは、もともとはアメリカのマクドナルド・コーポレーション本社が開発したものので、日本でも九五年に導入した。その情報収集システムが、近年になっていよいよ本格稼働したらしい。そのおかげで、「ゴマ、牛肉などすべての全世界の値段が毎日入ってくる。うちは、よその三分の一（の値段）で買っている」（『週刊ダイヤモンド』一九九九年三月二九日号）とマックの藤田田《ふじたでん》社長は豪語している。

食材の九割は輸入品

では、マックのハンバーガーの食材は、どこから来ているのか。ハンバーガーのバンズ（パン）の間には、牛肉のミンチで作ったハンバーガーパティ、ピクルス一切れ、少量のタマネギのみじん切りとケチャップ、マスタードがはさまっている。チーズバーガーは、これにチーズが一枚加わる。

ハンバーガーパティは、国内のスターゼン（旧ゼンチク）、伊藤ハム、デルマールの三社に製造を外部委託している。原料となる牛肉は日本の場合、全量オーストラリア産だ。以前はアメリカ産も二割ほど使っていたが、九五年以降の世界共同仕入体制によって仕入先の調整が行われ、日本はオーストラリア産一〇〇%に切り替わったという。アメリカより、牛肉相場も輸送経費も安い。マックに限らず、日本のハンバーガーパティ原料は、ほとんどのメーカーがオーストラリア産である。

バンズはフジパンの委託生産だが、主原料の小麦粉はアメリカ産とカナダ産だ。チーズは、森永乳業や明治乳業などへの委託生産で、原料はおもにオーストラリア、ニュージーランドだ。ピクルスは、海外で加工ずみの製品を輸入するケースと、原材料を輸入して国内メーカーが製造するケースの二通りあるそうだが、いずれも原料は海外産で「輸入量が一番多い国はスリランカ」(マック)という。みじん切りのタマネギはおもにアメリカ産、ゴマはグァテマラなど数カ国だ。

チキンタツタやビッグマックなど一部のメニューに使用されているレタスやキャベツなど生鮮野菜は、国内産が基本。提携する佐賀県や長野県のJA(農協)のカット野菜工場から仕入れている。もっとも、半額セールの対象になったハンバーガーとチーズバーガーで、野菜と呼べるのはピクルス一切れとアメリカ産タマネギしかない。もともとマックのハンバーガーは、野菜の使用量が少ないことで有名なのだ。しかも、通常はほとんど使用しないトマトなどを大量に使う季節限定キャンペーン商品では、輸入生鮮野菜を使うケースが少なくない。

調味料として使われるトマトケチャップは国内メーカーからの仕入れもあるが、輸入製品も使う。ただし、国産といっても、八九年にトマト加工品が輸入自由化になって以降、日本ではどのメーカーもほとんどが輸入原料を使用している。財務省の貿易統計によると、ケチャップ原料となるトマトピューレの二〇〇〇年の輸入国ベスト三は、トルコ、アメリカ、中国だ。

牛肉も、九一年に輸入が自由化されて急激に輸入が増えた食品のひとつだ。それまでは、輸入枠が決められた「輸入割当品目」で、輸入枠を越える数量にはバカ高い関税がかけられていた。九一年当初こそ、七〇％という高関税が障害になって輸入量はそれほど伸びなかったが、一年ごとに一〇％ずつ関税が下げられ、五〇％になった九三年から急速に伸び始める。九五年には九四・一万トンと、九〇年（五四・九万トン）の二倍近くにまで達した。二〇〇〇年現在、牛肉の自給率は約三割に落ちている。

九〇年代前半は、農産物輸入自由化の大きな波が押し寄せた時期である。マックに限らず、外食産業は自由化の流れにいち早く乗り、輸入食材を積極的に調達してきた。九三年に農水省が公表した「輸入青果・畜産・水産物流通調査報告書」をめくってみると、輸入自由化からわずか二年後の当時でさえ、外食産業の輸入牛肉使用率は七七％に達している。現在の関税率は三八％だから、さらに輸入の比率は上がっているはずだ。牛肉に限らず、低価格で業績を伸ばす外食産業の最大の武器が〝グローバル化〟なのである。

マックでは、食材や資材（イスやテーブルなど）の調達は「日本のメーカーを使っているものが六割」と説明する。しかし、こうして並べてみると、こと食材に関しては、全体の九割は輸入と見てよさそうだ。ハンバーガーに至っては、ほぼ一〇〇％輸入食材といってもいいのではないか。同社によると、食材・資材の年間仕入金額は約三億ドル。「国内規模では絶対にできないグローバル価格」（同社ホームページ）を実現できた理由のひとつは、ここにある。

もともと藤田社長は、「近未来、国際的な物価の平準化が起こる」と主張していた、自由貿易と食のボーダレス化の推進論者である。著書には、ベストセラーとなったビジネス書も多い。九六年に出した『勝てば官軍』（ＫＫベストセラーズ、それにしてもすごいタイトルだ）のなかでも、こう言い放っている。

「農民も海外に出ていけばいいのだ」

つまり、こういうことだ。たとえば米なら、生産コストが安いベトナムやタイでササニシキやコシヒカリを作り、日本に輸入すれば、価格は格段に安くなる。そのほうが日本の消費者も喜ぶのではないか。「だから農民もコメを作りに諸外国へ出ていけばよいのだ。そうしたら後継者年間一八〇〇〇人の農民の未来はハッピーではないか」（同書）というわけだ。

しかし、農家も消費者も、果たしてそれで本当にハッピーになれるのか。六五円バーガーに行列をつくったサラリーマンたちは本当にハッピーだったのか。マックの経営・販売戦略と

「食」に対する考え方を分析しながら、読者もその答を考えてみてほしい。

2　安売りの戦略

初めは安くなかった

マックの平日半額セールは、実は二〇〇〇年になって急に始まったわけではない。一九九八年四月、静岡県内八〇店舗で一〇日間の半額キャンペーンを実施したのを皮切りに、同年五月からは沖縄県・山梨県・静岡県の三県で、曜日限定の半額セールを実施している。不思議と、新製品のリサーチは静岡県で行うメーカーが多い。日本全国の平均的な結果が出るのが静岡県、というのが定説になっているからだ。

「静岡でやってみたら採算がとれた。沖縄と山梨でも、やはり十分に採算がとれた。それだけ販売増加が見込めた」(マック広報部)ため、その後、キャンペーン範囲を広げ、七月には東日本エリア、八月には西日本エリアで期間限定の半額セールを行った。こうして販売増加に対する資材調達の対応なども含め、周到なリサーチを行ったうえで、二〇〇〇年二月一四日の平日半額セールにゴー・サインを出している。

図１　マックハンバーガーの価格推移

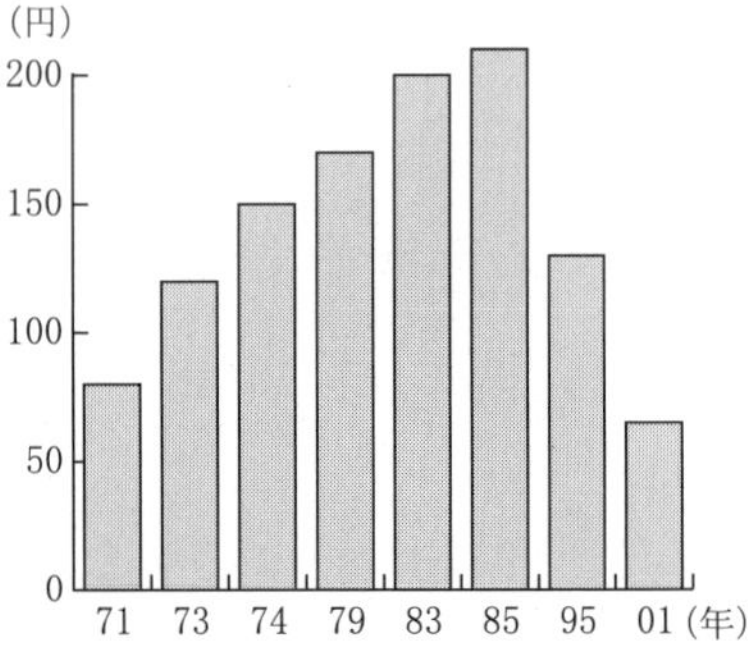

しかし、徹底した合理化とコスト削減による低価格戦略が、マックの創業以来の方針だったわけではない。本格的に安売り戦略に乗り出したのは、九五年のことだ。

創業の七一年当時、ハンバーガー価格八〇円というのは決して安くなかった。地下鉄初乗りが四〇円、銭湯も四〇円の時代である。銀座のど真ん中に出現したアメリカ生まれのハンバーガーは、当時の日本の若者たちにとってファッショナブルな食べ物だった。

余談になるが、この七一年に、ミスタードーナツやファミリーレストランのロイヤルホストも第一号店をオープンした。その前年にはすかいらーく、翌年にはモスバーガーが登場している。七一年は「外食元年」とも呼ばれる年で、アメリカ資本との合弁も含め、コーヒーショップやドーナツ、ハンバーガーなど、それまで日本にはなかったアメリカ風ショップが続々と誕生し、脚光を浴びた時期である。

開店当初は安くなかったマックハンバーガーの価格は、その後も物価上昇とともに上がり続けた。ピーク時の八五～九四年は二一〇円。やはり安くはなかった（図1参照）。

図２　マックの店舗数と売上高

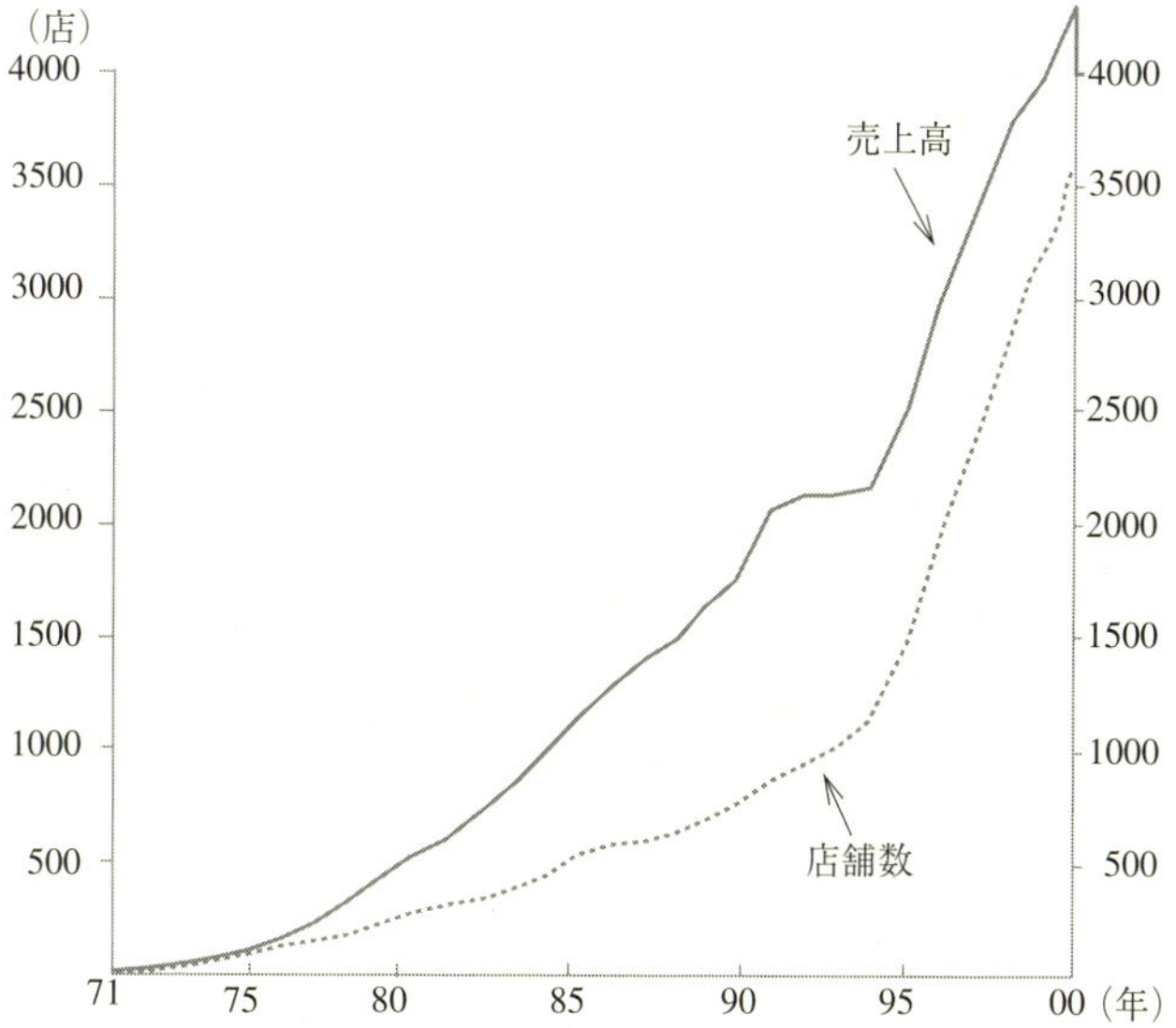

低迷した売上げ

それが九五年、一気に一三〇円まで値下げした。このときから、「安くても販売できる仕組みづくり」（マック広報部）のために、食材・資材の調達方法や出店コストの徹底的な見直しが始まったと同社は説明する。

あまり値下げ幅が大きいと、いったい原価はいくらなんだ？という疑問が頭をかすめるだろう。その点については後述することにして、まずはマックの方針転換について説明しておこう。

バブルが崩壊した九二年、創業から常に右肩上がりの成長率を誇っていたマックは、初めて低迷を経験する。それまでほぼ毎年、前年比一〇％以上、高いときには二五％もの売上増加を維持していたが、初めて前年比わずか二％増にとどまったのだ。そして、九三年はついに創業期以来、初めてゼロ成長を記録。九四年も前年比一・五％増にとどまった（図2参照）。九二年に九二店舗、九三年には八四店舗、九四年には一二八店舗もの新規出店をしていたにもかかわらずだ。

この時期、マックにはその後の方向性をめぐって試行錯誤が垣間見える。ハンバーガー一〇〇円の期間限定販売を行う一方で、カツカレー、ビーフカレー、チキンカレー、炒飯に洋風のおかずを盛り合わせたハンバーグチャオ、カツチャオなどのライスメニューを次々と販売している。「アメリカ仕込みのハンバーガー屋がごはんを売り始めた」と、当時はちょっとした話題にもなった。また、手作り感覚のホームメイドマック三五〇円という、いまの路線とは対極にある高価格バーガーの期間限定販売もしている。しかし、その結果が売上げの低迷で、九三年には完全な足踏み状態に陥った。

消費者アンケートで価格破壊路線へ転換

打開策として、マックではさまざまな調査・分析を行ったらしい。同社によれば、安売り戦略に舵を切る決定打となったのは、九三年に実施された顧客満足度の調査結果だった。同社では年に四回の顧客満足度調査のほか、商圏調査、街頭アンケートなど、さまざまな消費動向調査を定期的に行っている。

問題の調査はどんな消費動向を示していたか。ひとことで言えば、消費者はハンバーガーの価格に不満をもっていることがはっきりと示されたのだ。アンケートの「価格が妥当か」という項目で、七割が「高い」と回答。さらに「あなたはいくらなら買いますか?」という調査をしたところ、八割以上の回答者が納得するラインが一三〇円だった。そこで、二一〇円から一三〇円に値下げすべく、物流の見直しやコスト削減に乗り出し、薄利多売路線に切り替えたというのがマックの説明だ。

この時期マックは、六五円バーガー導入時のような、試験販売による入念なリサーチは行っていない。データ分析から、「売上個数がどれだけ伸びれば採算がとれるか」という試算はあっただろうが、実際に販売個数がどれだけ伸びるかという具体的な試験データは乏しかったはずだ。そのなかでの覚悟の方向転換だったことは、九四年一二月八日、藤田社長が全社員に向けて飛ばした「巨大宇宙戦艦マクドナルド号出撃宣言」という檄文からもうかがえる。檄文の内容はこうだ。

「一九九五年のマーケティング・プランを全面的に変更」し、「ハイリスク・ハイリターンを覚悟の上」で「価格破壊強襲作戦」に突入する。「一九九五年をマクドナルド強襲の年」とし、第二次世界大戦が幕を開けた一二月八日をもって「巨大宇宙戦艦マクドナルド号の出撃の日とする」。全社員に「勝利を目指し、死闘を尽くすことを要請」し、最後は「諸君、我々に続け！強襲勝利へ！」というアジテーションで終わっている。尋常ではない。

ある雑誌インタビューによると、藤田社長は当時、少子化の進行による消費の冷え込みがデフレの原因と読み、それはしばらく続くと考えた（『文藝春秋』二〇〇一年六月号）。従来の消費者層の頭数が減るならば、それまで未開拓だった消費者層を開拓すればいい。薄利多売によって、同業他社だけでなく他の外食産業からも顧客をとってしまえ、という路線は、このときから始まっている。

檄文発表八日後から「クリスマス特別プレゼント」と称してハンバーガー一〇〇円、チーズバーガー一二〇円を売りまくり、一二月一八日には一日あたりの全店売上げ一四億三六七一万円という、最高記録を打ち立てた。その余勢をかって、翌九五年にはハンバーガー一三〇円、チーズバーガー一六〇円など、基幹商品八メニューすべての価格を大幅に下げてしまった。

もっとも、マックのこの説明には隠された部分もある。同社が行った調査は、ケンタッキーフライドチキン、モスフードサービス（以下モス）、ロッテリアの同業他社三社も対象になっているのだが、当時のマクドナルドニュース『スマイル』を見ると、「価格が妥当か」という項目では、マックより価格が高いモスのほうが、顧客満足度が高いのである。モスの次に、ロッテリアとマックが互角で並んでいる。

つまり消費者の判断は、「マックのあのハンバーガーの品質で二一〇円は高い」だったのだ。ちなみに、マックがトップの満足度を得ているのは「サービスがスピーディー」「お店の人の対応が感じよい」などで、「メニューがおいしい」ではモス、ケンタッキーフライドチキンに次いで三位になっている。

おいしさより、安さと楽しさ

そのなかでマックの出した結論は、「おいしさ」の追求をめざすより、品質はそのままでの価格破壊だった。同社は〝バリュー（価値）〟という言葉をよく口にするが、商品そのものの価値を上げるより、価格を下げることで〝バリュー〟を相対的に上げる道を選んだわけである。

九五年は、前述したようにマックが世界規模での資材調達システム「グローバル・パーチェシング・システム」を導入した年でもある。円高が進み、一ドル八〇円台のピークを迎えた年でもある。値下げには、同社のシステム変更だけでなく、円高と貿易自由化によるコスト削減の恩恵も大きかったにちがいない。

マックの売上げは、この安売り戦略への転換以降、再び前年比増一〇％台の成長率を取り戻す。以後二〇〇〇年までの六年間、増収増益を続けてきた。九五年度には五二％だったハンバーガー業界でのシェアは、九九年には六二%、半額セールを始めた二〇〇〇年は六五%まで上昇。まさに一人勝ち状態になった。

安売り戦略と並んでもうひとつ、特筆しておきたいのは、マックの宣伝戦略の巧みさだ。もともと日本人にはほとんどなじみのなかったハンバーガーを売るのだから、「味」よりもまず、「足を運ばせ」なければ、どうにもならない。とくに子どもを吸い寄せる販売戦略は、創業当時からの懸案事項だった。藤田社長は『勝てば官軍』のなかで、こう述べている。

「米と魚を食べてきた二〇〇〇年来の日本人の食習慣を、二〇年後に成人となる子供たちにターゲットをしぼることで変革できるという〝長期大戦略〟を構想した」

二〇年たてば、子どものころからマックに親しんだ世代は親になる。その親が子どもを連れてマックに来るサイクルができあがれば、自然に日本人の食習慣を変えられるという長期戦略だ。

実際、平日半額セールまで、同社の利用客の中心は「子どもから四〇歳程度」（マック広報部）までだった。「そのあたりが、食習慣のなかに初めからハンバーガーがあった世代となかった世代の境界線なのではないか」と同社では見ている。戦略はみごとに当たったことになる。

マックの店舗を見て回ると、無料ミニ遊園地を併設したり、誕生日パーティー専用の二階建てバスやパーティールームを設置したりと、子どもが主役の空間を用意している店がけっこう多い。子どもたちは、「おいしいから」ではなく「楽しいから」マックに行きたがる。おとなが主役の一般レストランでは敷居が高い、幼い子ども連れの母親たちにとっても、マックは安心して長居できる〝安息の場〟だ。容器はすべて紙だから、子どもが落として壊す心配もない。多くの店は禁煙スペースを大きくとっている。なにより、子どもが飽きない。

おもちゃが主役、ハンバーガーはおまけ

さらに感心するのは、おもちゃに目を付けたことだ。ディズニーやハローキティなど、子どもに人気のキャラクターと提携して、マック限定のオリジナル商品を店内で売る。

世界の衣装を身につけたハローキティ人形シリーズ（二〇〇〇年）では、販売後わずか二日間で一二二万個という驚異的な売上げを記録した。なにしろテレビCMで「今週は宇宙服のキティちゃん！」「今度はチャイナドレスのキティちゃん！」と大々的に広告が流れる。子どもたちはキティ目当てにマックに行きたがるわけである。加えて、期間限定メニューや値下げセールを矢継ぎ早に繰り出し、そのつどCMで宣伝を繰り返す。マックの二〇〇〇年の広告費は約一五〇億円にもなる。

もっとすごいのは、タカラなど玩具メーカーと提携し、マックそのものを〝おもちゃ化〟した商品を開発したことだ。以前、知人の小学校三年生の子どもが計算ゲーム機に夢中になって

いた。よく見ると、ゲームのなかで、その子どもはマックの店員になり、お客の注文を受けて、代金やおつりを計算しているのだ。かけ算、足し算、引き算の練習が、ゲーム感覚でできる〝教育おもちゃ〟だが、「こんなところにもマックが！」と驚かされた。

ほかにも、マックのユニフォームを着たリカちゃん人形、マック厨房をそのままミニチュアにした「にぎやかマクドナルドショップ」、店内で使用する本物そっくりの「マクドナルドキャッシュレジスター」、果ては子ども用のマックのユニフォームまで商品化している。これだけそろえば、子どもたちは自宅でも〝マックごっこ〟ができる。

ちなみに八九年、日本マクドナルド社はアメリカ玩具メーカーのトイザラスと合弁契約を結び、藤田社長は日本トイザらス社の取締役副会長にもなっている。ほかにもマック主催のミュージカル公演、「McKiDS（マックキッズ）」など子ども用衣料ブランドのライセンスビジネスなど、手を替え品を替え子どもにアプローチする手法は、実に巧みである。ファーストフードに批判的な日本型食生活の支持者たちからでさえ、「子どもの食教育に、マックのノウハウを見習うべきだ」という声が少なくない。

この手法は、本家アメリカのマクドナルド・コーポレーションで大々的に行われてきたものだ。もともと同社の創業者レイ・クロックは、ウォルト・ディズニーのマーケティング戦略を非常に意識していたといわれる。アップルパイの木、ハンバーガー畑などがある遊園地「マクドナルド・ランド」の設計や、マックのCM政策には、ディズニー映画の製作にかかわったスタッフが少なくない。九六年にはマクドナルド社とウォルト・ディズニー社が一〇年間の包括的マーケティング契約を結んでいる（エリック・シュローサー著、楡井浩一訳『ファストフードが世界を食いつくす』草思社、二〇〇一年）。

マックは、ディズニーのような〝おとぎの世界〟のイメージをつくりあげることで、子どもたちの人気を得てきたのだ。ハンバーガーは、かつて紙芝居のおじさんが売った飴玉のように、子どもにとってはマック・ランドに付いてくる〝おまけ〟のようなものである。

もっとも、少子高齢化のなかで、子ども以外の顧客をねらった戦略も忘れてはいない。長距離通勤のため自宅で朝食をとれないサラリーマンをねらったオフィス街でのブレックファーストメニュー、閉店後も電子メールで注文を受けて職場に届けるオフィスビル内店舗でのビジネス・エクスプレス、車に乗ったままオーダー後わずか一分でハンバーガーが受け取れるドライブスルー方式など、時間のないサラリーマンやOLをつかむ販売スタイルも数々ヒットさせてきた。

マックは、おいしいハンバーガーを作るより、こうした状況分析とマーケティングが非常に卓越している。平日半額セールも、不況下のお父さんたちの哀しい状況を実にうまくとらえた戦略といえるのかもしれない。

3　安さのからくり

薄利多売と資材調達方式だけではない

それにしても、六五円バーガーの原価はいくらなのか。

理屈でいえば、値下げをしても販売個数が伸びれば、利益は確保できる。光熱費や人件費、家賃などは、販売個数が増えてもほとんど変わらない。後に詳述するが、店舗内でのハンバーガー作りは、一度に大量生産が可能なほど機械化されている。販売個数が伸びるほど、光熱費に関してはかえって効率がいいはずだ。人件費も、アルバイト店員が忙しくなるだけで、コストは変わらない。つまり、一個あたりの必要経費（販売管理費）は売れれば売れるほど安くなる。食材費も、仕入数量が多くなればコストが下がる。

早い話が薄利多売ということだが、二一〇円から一三〇円、さらに六五円という極端な値下げ幅は、いくらなんでも薄利多売と原材料の世界規模での調達だけで実現できるとは考えにくい。

「一個六五円なんて、うちでは不可能に近い」と、ある大手ハンバーガーチェーンは嘆く。

マックは商品に対する原価（食材・包装資材費）を明らかにしていないが、一般に外食産業では、商品の原価は価格の三分の一程度といわれる。これに、光熱費、人件費、家賃、税金などの販売管理費と利益を加えたものが、小売価格だ。その常識に従うと、定価一三〇円、半額六五円のハンバーガー原価は、四三円程度ということになる。

ただし、藤田社長は一三〇円バーガーの販売を開始した翌年の一九九六年あたりから、こんなことを言い始めている。

「いままで日本は『小売価格は原価の三倍』というのが常識だった。ところがデフレ経済のいま、原価の二倍に設定しなければ買ってもらえない時代が来ている」（前掲『勝てば官軍』）

一説には、いまの六五円が「原価の二倍」の価格設定ではないかとの推測もある（宮崎文雄『マクドナルド七つの秘密』エール出版、二〇〇一年）。それでいくと、原価は三二・五円になる。どの数字も推測の域を出ないが、とにかく、とてつもなく安いことだけは確かだ。世界中の安い食材を集めれば、こんな価格も可能になるのだろうか。なぜ近年の円安基調のなかで、六五円バーガーの販売に踏み切れたのかと疑問に思う読者も多いだろう。

為替差益で儲け、モスを駆逐

実はマックには、もうひとつ大きな武器があった。為替予約だ。為替予約自体は、為替変動のリスクを防ぐ目的で、商社をはじめ輸出入にかかわる多くの企業がやっている。珍しいことではない。しかし、マックが設定した九六年から二〇〇一年の五年間の為替レートを見ると、単なるリスクヘッジというより、投機的な臭いがするほど実勢よりも有利になっている。世の中は一ドル一二〇円前後のレートで動いている〇一年に、マックはなんと一ドル九五円のレートで食材を輸入しているのである。

為替予約とは、要するに為替の先物取引のようなものだ。つまり金融機関との間で、あらかじめ為替レートを数年先まで決めてしまう。レートは契約時の為替相場と金利差でほぼ決まるが、問題は、相場を読んでどの時点で何年先までの予約をするかだ。八五年に日本航空が一〇年間もの為替予約をして巨額の損失を出したことは、つとに有名だ。マックは、この相場の読みが実にうまく当たった。

九六年が一ドル九〇円、九七年一一〇円、九八年一一〇円、九九年一〇〇円、二〇〇〇年一〇七円、そして〇一年が九六円。同社の年間輸入額は約三億ドルだから、円安基調のなかでこの差益は大きい。〇一年でいえば、約七五億円もの差益が生まれたことになる。

ついでにいえば、同社は為替予約だけでなく、為替取引も行っている。その額は年間なんと一八〇億円。一円のレート変動で二億円近くが動くスケールだ。一個六五円のハンバーガーを作る一方で、ハイリスク・ハイリターンの為替相場でもしっかり利益を上げているのである。

もちろん、為替予約にしても為替取引にしても、失敗すれば大損失を被るマネーゲームだ。マックにディーラーが何人いるのかわからないが、学生時代から貿易商としてならした藤田社長自身、カネに対する鋭い嗅覚で有名だ。そのディーラー感覚については、こんな逸話もある。九五年の一ドル八三円という円高のほぼピーク時に二億ドルを買い入れ、これを円安で売り抜けて約二〇〇億円を稼ぎ出したそうだ。うち一〇〇億円を社員の年金・退職金に積み立てたという（『プレジデント』一九九九年一二月号）。

マックは、ただのハンバーガーチェーンではないわけだ。

ちなみに、業界第二位のモスも原価率は公表していないが、「四割程度ではないか」というのが業界の見方だ。仮に四割として、もっとも安いハンバーガー二一〇円でさえ原価は八四円。原価だけでマックの価格を越えてしまう。そのモスは、賞賛とも皮肉ともとれるコメントをしている。

「マクドナルドさんは価格を下げることによって商品価値を上げるために、大変な企業努力をされて消費者のニーズに応えていると思います」（広報室）

モスは、商品価値を「価格」よりも「品質」でPRする路線をとり、「価格競争はしない」と、安売り戦略とは一線を画してきた。ハンバーガーそのもののおいしさでは、マックより消費者の支持が高い。バブル崩壊後の消費不況のなかでも、モスだけは堅実に売上げを伸ばしていた。

しかし、マックの価格破壊戦争が始まって以降は売上げが伸び悩み、業界でのシェアは九五年の二六%から二〇%そこそこにまで低下している。ホームページに「モスも値下げできないの?」という消費者の書き込みが増え、さすがに価格ニーズを無視できなくなったらしい。基本的には「商品をリニューアルしたときのみ、新商品をお試しくださいという意味合いで値下げしています」と、価格競争とは一線を画す姿勢は保ちながらも、〇一年三月にはきんぴらライスバーガー三一〇円を二五〇円に、期間限定ながらモスの顔でもあるモスバーガー二九〇円を二〇〇円に値下げした。

低資本でこまめに儲けるサテライト店

モスから客を奪ったマックの戦略が、もうひとつあるといわれる。それは〝サテライト店舗〟と呼ばれる小規模店舗の大量出店だった。実は、九五年を境に、マックはものすごい勢いで新店舗を増やしている(一七ページ図2参照)。九五年が一年間で三一三店、九六年に五二二店、九七年に四三三店。二〇〇〇年末には全店舗数が三五九八店と、わずか五年で二倍以上に増えた。そのほぼ半分にあたる一六四九店がサテライト店舗だ。

〝ミニマック〟とも呼ばれるこの店舗は、その名のとおり、従来型店舗より小さい。すでに出店している従来の大型店舗から三㎞以内にあり、大型スーパーや大学キャンパス、ガソリンスタンド内の店が多い。いってみれば支店のようなもので、食材や包装などは近くの既存店から供給される。既存店の社員が指示を出せるため、大半はパート・アルバイトのスタッフだけで運営されている。また、大型スーパーや大学キャンパスには既存の飲食スペースがあるから、わざわざ客席を造る必要がない。つまり、人件費も出店コストも格段に安くあがる。

この安上がりの店で、売れ筋メニューだけにしぼり込んだ販売を行う。従来は客席数四〇席の小型店舗でも月商九〇〇万円以上が目標ラインだったが、出店コストが安いミニマックは、一店舗で月六〇〇万円売れれば十分に採算がとれるケースが多い。薄利多売路線のなかで、強力な戦力となる店舗形態だ。

従来、マックは大量の集客が見込める駅前の一等地に出店するのが常だった。一方のモスは、地価の安い路地裏や郊外をねらって出店してきた。店舗運営にコストをかけずに、その分商品の原価率を上げ、「路地裏にうまいものあり」というイメージを利用する戦略を展開。〝モスの路地裏商法〟と呼ばれてきた。

なにしろ、マックの一号店が銀座なのに対して、モスは板橋区成増にひっそり一号店を出したのだ。日興證券（当時）を脱サラした三人が始めた会社で、一等地に出店できるような資本がなかったというのも理由のひとつらしいが、そのおかげでマックとの棲み分けができあがっていた。ところが、マックが、少ない資本でこまめに儲けるサテライト店を郊外や住宅街に大量に出店して安売りを始めたため、棲み分けが崩れていく。

そして、マックによると、二〇〇〇年の社員数四三一九人に対して、パートタイマー・アルバイトは約一〇万人。パート比率は実に九六%に達する。また、勤続一〇年の社員は、希望すれば退職してマックのフランチャイズ店を独立経営する道を選ぶことができる。よくいえば〝のれん分け〟で、社員から一国一城の主になれる独立支援制度だが、言い換えれば、中高年社員を大量に抱え込まずにすむ非常にうまいリストラ・システムだ。

コンビニ業界では、ロイヤリティの支払いや店舗経営のサポート不備などからフランチャイズ店が本社を訴える事件が少なくないが、マックではフランチャイズと本社のトラブルが表面化したケースはまだない。コンビニの場合、それまでの自営商店がフランチャイジー契約を結ぶケースが多い。一方のマックは元社員。同社が社員教育のために設立した「ハンバーガー大学」でノウハウを学び、二万五〇〇〇項目にも及ぶというマニュアルをたたき込まれて一〇年も社員をやったうえでの独立だから、トラブルは起きにくい。

マックのパート活用術や社員教育は、ビジネス書でバイブルのように取り上げられている。これが、日本の生産コストのなかで最大の比率といわれる人件費を抑える最大の武器なのだ。

コーヒーやポテトは安くない

もうひとつ、ハンバーガー価格だけを見ていてはわからないカラクリがある。六五円バーガー当時でも、コーヒー、マックフライポテトとのセットメニューは三五〇円と決して安くはなかった。単品価格が安くても、セット購入が多ければ、十分に利益は上げられるのだ。実際、セットメニューを購入する客層はけっこう多い。

半額バーガー以外の価格をみると、紙コップ入りのコーヒー一八〇円、マックフライポテトSサイズ一五〇円。サイドメニューは意外に高い。紙コップ入りのコーヒーは、「高い」といわれるモスが陶器のマグカップで出してくれるコーヒーより三〇円も高い。そして、このコーヒーとポテトの原価率は、価格の三割どころではなく低い。

正確な数字はわからないが、「コーヒーなら高いところでも原価率は一五％」（外食企業関係者）だし、ポテトは、アメリカでは「ポンド当たり約三〇セントで仕入れ、油で揚げ直し、同約六ドルで小売りしている」（前掲『ファストフードが世界を食いつくす』）という説もある。輸送コストがかかる分だけ、アメリカよりは仕入価格が高いかもしれない。それでも、これが本当なら、原価率は一割にも満たないことになる。

マックは従来から、ハンバーガーよりも、これらのサイドメニューの利益のほうが大きいのではないかといわれていた。試験販売のリサーチでも、セット購入客の比率がどれくらいあるかは、重要なポイントだったはずだ。同社によると、これまで来客数の六～七割はセット購入客だった。半額セールを開始してからも、この比率はほぼ変わっていないという。

マックの値下げ戦略に、まっこうから価格競争で対抗してきた業界第三位のロッテリアも、「毎日半額セール」を続けていたが、以前取材を申し込んだところ、「メニュー数は約四〇品目、販売金額構成は単品とセットで約半々」との回答が返ってきた。ロッテリアの半額セールは、マックと違って毎日一種類か二種類の商品を期間ごとに入れ替えで半額値下げする方式。もっとも安い半額バーガーは、やはり六五円だった。それでも、四〇品目のうち一～二品目のみ半額での販売なら「全体原価率への影響は、ゼロではないもののさほど大きくない」（同社）そうで、来店客数のアップによる増益分で十分カバーできるとのことだった。

「六五円」というインパクトのある数字で消費者の心理を惹きつけ、実際は〝お得な〟セットメニューでしっかり稼ぐ。このマックの販売戦略に、多くの消費者はまんまとはまっていたわけである。

4　食材は危ない⁉

もっとも安い種類の牛肉を使う

マックのコスト削減手法とその経営戦略については、ある程度わかっていただけたと思う。ビジネスとして見れば、実に合理的でムダがない。では、使用している食材の品質はどうなのか。安全性はどうなのか。

まず、ハンバーガーのパティ。マック広報によると、牛肉はすべてオーストラリア産で、約八割は赤身肉、残り二割はバラ肉のなかでも尻に近い脂身の多い部分だ。この部分はショートプレートと呼ばれ、牛丼原料としてもよく使われている。赤身だけでは固くパサパサになってしまうので、脂身部分を混ぜてミンチにし、ジューシーさを出す。

オーストラリアはアメリカに並ぶ世界屈指の牛肉輸出国である。牛一頭一頭をコンピュータ管理し、トウモロコシや大豆カスなどの穀物飼料で効率よく太らせるアメリカ型のグレインフェッド（穀物飼育）と違い、牧場で牧草だけを飼料に育てるグラスフェッド（牧草飼育）が主流だ。

日本が現在オーストラリアから輸入している牛肉の約六割は、この牧草飼育牛だ。ハンバーガー業界がその最大の需要先になっている。ロッテリアもモスも、事情は変わらない。違いは、どんな牛を使っているかだ。マックは、乳用種の経産牛（出産経験のあるメス）を含めてさまざまな品種の牛肉を使っている。

一口に牛といっても、いろいろな種類がある。まず、乳用種と肉用種。乳用種は、乳を搾ることを目的に品種改良が進められてきた牛だ。乳が搾れないオスは、生まれてすぐに肉牛農家に転売され、肉用に飼育される。近年は乳用種と肉用種を交配したF１と呼ばれる雑種も多いが、味は肉用種にかなわない。スーパーに並ぶ牛肉でも、国産なら「和牛」が肉用種、「国産牛」は乳用種やF１のオスのケースが多い。輸入牛では、スーパーで家庭向けに販売されている肉はほとんどが肉用種で、乳用種が店頭に並ぶことはほとんどない。

さらに、牛がオスかメスか、メスなら経産牛か未経産牛かでも、味や評価はまったく違う。出産前のメス牛の肉は柔らかく、オスよりも評価が高いケースがあるが、出産経験を積むほどに肉質が固くなる。一度や二度ならまだいいが、それ以上になると「ババ牛といって、食えたもんじゃない」（ある食肉業者）のだ。

肉用種のメスなら、未経産で出荷は可能だ。でも、乳用種のメスは、そうはいかない。人間と同じで、牛も妊娠・出産後しか乳を出さない。出産を繰り返しながら乳を出し続けるのが、乳用種の宿命なのである。そのため、日本でも、肉質が固くなってしまう乳用種の経産牛をどのように肉用としての価値を高めるかに、研究者たちは頭を痛めている。

もっとも、乳牛だから安全性が低いわけではない。アメリカでも日本でも、乳用種の経産牛はハンバーガー原料や加工品に混ぜて使用されている。ただし、安くてまずい。

つまり、大雑把にまとめていえば、基本的にオーストラリア産牧草飼育牛の牛肉は、アメリカ産穀物飼育牛より安い。そのなかでも肉用種より乳用種が安く、乳用種のなかでもオスよりメスの経産牛が安い。そう考えると、もっとも安い牛肉が、マックのハンバーガーパティの主原料ということになる。なるほど原価四〇円程度のハンバーガーも可能かと思えてくる。

ＥＵが禁止した成長ホルモン剤をオーストラリアでは使用

安全性に関して気になるのは、なんといっても抗生物質と成長ホルモン剤の使用だ。

抗生物質はもともと病気や炎症の治療に使われるが、なぜか成長促進効果もあり、成長促進剤として多用される。ある程度の期間がたてば体外に排出されるが、残留したまま牛肉として販売されるケースもある。一九九〇年には神奈川県で、日本で禁止されている抗生物質がオーストラリア産牛肉から検出され、回収・販売停止措置がとられた。一方の成長ホルモン剤は、その名のとおり家畜の肥育を促進する薬剤である。

つまり、どちらも生産効率を上げるために使用される。オーストラリアではアメリカほど多用されていないといわれるが、使われていることは確かだ。マックは説明する。

「日本で禁止されている抗生物質や成長ホルモン剤は使用しない。抗生物質などを使用した場合は、と畜までの期間をあけて残留しないようにしている」

衛生管理の厳しさでは、日本のマックは他国より厳密との定評があるので、この点は信用していいのかもしれない。しかし、日本での使用は自粛されているのに、輸入畜産物に関しては厚生労働省が残留を許可している成長ホルモン剤もある。一方、EUは人工合成された成長ホルモン剤の使用を一切禁止している。

発端は八五年、イタリアで牛肉を使ったベビーフードを食べ続けていた男児の乳房が異常に肥大する事件が起こった。その原因が牛肉中に残留する成長ホルモン剤だった疑いが強まり、ヨーロッパでは成長ホルモン剤に対する反対運動が激化した。そのためEUは八九年、肥育目的での成長ホルモン剤六種類の使用を一切禁止するとともに、成長ホルモン剤を使った牛肉の輸入禁止にも踏み切る。怒ったのは、締め出しを喰らったアメリカだ。不当な貿易障壁だとして、禁輸を解くようEUに迫り、オーストラリアもこれに同調した。

これが長期にわたる米欧ホルモン戦争の始まりで、九五年にはアメリカがWTO（世界貿易機関）にEUを提訴。WTOは、EUの禁輸措置を「科学的根拠が希薄」とアメリカの訴えを認めたが、それでもEUは頑として禁輸を解かなかった。逆に九九年、科学的にも成長ホルモン剤を使用した食肉の安全性に問題があるとの報告書を出す。とくに問題になったのは、発ガン性が指摘されるエストラジオール17βという薬剤だ。成長ホルモン剤は、不妊症の治療や避妊薬として人間にも使用されることがある。医学界ではエストラジオール17βが発ガンのリスクを高めることが、国際的に異論のない事実なのだ。

問題は食肉への残留濃度が発ガン性をもつほど高いレベルかどうかである。この点でEUとWTOの意見が分かれる。WTOは「確かに発ガン性はあるけれど、たいした量じゃないから、そんなに影響はないだろう」という立場、EUは「食肉からの成長ホルモン剤の摂取許容量はゼロでなければならない」という立場だ。この背景には、ベビーフード事件、狂牛病、ベルギーの鶏肉ダイオキシン汚染と相次いで食の安全性が問われるなかで、「そこまでして増産が必要か」という農業のあり方そのものについての議論がEU内で広がったことがある。

日本では、成長ホルモン剤は法的には使用禁止になっていないが、製薬業界は九九年、生産・販売を取りやめた。しかし、輸入牛肉に関してはWTOと同じ立場をとっている。

国産牛肉の三倍の濃度を検出した輸入牛肉

EUの報告書が出て、さすがに厚生省（当時）も調査を始め、二〇〇〇年六月「畜産食品中残留ホルモンのヒト健康に及ぼす影響に関する研究」という報告書を公表した。この報告書では、国産牛肉とアメリカやオーストラリアからの輸入牛肉中のエストラジオール17βの濃度の比較検査結果も公表されている。この検査では、オーストラリア産とアメリカ産の双方から、最大で国産の約三倍も高い濃度が検出された。

ただし、検査の精密さの問題から、この差の原因が成長ホルモン剤使用の有無にあるとするのは無理があるというただし書きがあり、結論としては「ヒトに対する健康リスクを増加する要因にはならないという立場を取る方策が妥当」となっている。加えて、研究班の会議では、この問題への対応として「思春期前及び胎児期における低濃度のエストラジオール17βの影響」などについての検討を、「可及的速やかに」実施すべきであるとの意見が交わされたという付記がある。つまり、ＷＴＯに反論する根拠はないが、一〇〇％安全ともいえないという、実にあいまいな結論なのだ。

ところで、ＥＵは報告書を公表した九九年、アメリカ産牛肉の禁輸を続ける一方で、オーストラリアに成長ホルモン剤を使わない牛肉の生産と分別流通を求めた。オーストラリアはこれに応じて、成長ホルモン剤不使用の農場認定制度を発足。〝ナチュラルミート〟として政府が保証する体制を整えた。

マックより高いモスのハンバーガーは、このナチュラルミートをパティに使用している。しかも、乳用種ではなく、アンガス種とヘレフォード種という肉用種のオス牛の肉だけを使い、経産牛は使わない。なるほど高いだけの理由がある。

環境ホルモンの農薬でエサが汚染

オーストラリアの牛肉に関しては、もうひとつ気になることがある。農薬汚染の問題だ。牛肉が農薬汚染なんて意外な気がするかもしれないが、牛のエサが農薬汚染されていれば、農薬が肉に残留する。

事実、八七年には日本で使用禁止になっている有機塩素系の殺虫剤ディルドリン、九四年には綿花栽培に殺虫剤として使われるクロルフルアズロンが検出され、オーストラリアへ積み戻しされている。国立衛生試験所が九三年にオーストラリア産牛肉三〇種を調査したときは、半分の一五種から、日本では七一年に使用禁止になったＤＤＴの分解物ＤＤＥが検出された（『ＶＩＥＷＳ』一九九六年三月号）。ＤＤＴは発ガン物質であり、分解されにくいため、残留期間が長いといわれる。

九九年二月には韓国が、やはり綿花の殺虫剤エンドスルファンが基準値以上検出されたとして、オーストラリア産牛肉の受入れを拒否した。エンドスルファンは、環境省が環境ホルモンのなかでも「優先的に検討すべき」物質にリストアップしているひとつだ。オーストラリアでは近年、綿花栽培が増加し、農薬の空中散布で周辺の牧草が汚染されるトラブルが増えてきた。エンドスルファンは牛の体内に入ってからの残留期間が長い。一カ月以上たっても許容値を越える残留量があり、畜産農家の一部が使用禁止を訴えるなど摩擦が生じている（『農水省海外情報』一九九九年二月五日）。

オーストラリア政府が「綿花栽培農家は散布期間を限定し、畜産農家は農薬散布後四二日間以上あけてと畜する」などの妥協案を出したことで、一応この騒ぎは収まった。だが、はたしてこの棲み分けが長期的に成功するのかどうかは、今後を見なければわからない。

政治的な決められ方をする安全性

食品の安全性というのは、単純に「シロ」と「クロ」の両極端に分けられるものではない。どこで「安全」の境界線を引くかは、各国の判断だ。日本の場合、食品衛生法と農薬取締法によって農薬や添加物の認可基準や残留基準が設けられている。だが、純粋に科学的根拠に基づいて定められていると思ってはいけない。きわめて政治的な決められ方をするケースが少なくない。

たとえば九二年に、ソバの臭素残留基準に関して、国際基準が五〇ｐｐｍなのに、日本は一八〇ｐｐｍというとんでもない基準を突然つくってしまった。輸入農産物は害虫駆除のため、船から陸揚げする前に臭化メチルガスで燻蒸する。そのため、臭素が作物に残留するのだ（第3章参照）。厚生省（当時）は当初、国際基準と同じ五〇ppmを考えていたが、農水省から待ったがかかった。それは、日本に輸入されたソバを検査してみたら、つねに基準値を超える臭素残留があったからといわれる。厳しい基準を決めてしまうと輸入が滞るので困るというわけだ（神山美智子『このままだと二〇年後の食物はこうなる』カタログハウス、一九九九年）。

ポストハーベスト農薬の認可は、その典型的な例だった。ポストハーベスト農薬とは、輸出農産物が相手国に到着するまでの長期間、虫がついたり腐ったりしないように散布する殺菌剤や殺虫剤のことだ。栽培時と違って農産物に直接ふりかけられるので、残留濃度は高い。

日本はポストハーベスト農薬の使用を認めておらず、使用した農産物は輸入しない立場をとっていた。ところが九二年、残留基準をつくることで使用を認める方針に転換する。たとえば、ハンバーガーのパンの原料としてアメリカやカナダから輸入されている小麦と小麦粉に使用される殺虫剤マラチオンの残留基準は、それぞれ八ppmと一・二ppm。国際基準と同じ設定値だが、自給率が高い米の残留基準は〇・一ppmだから、科学的に考えれば異常に高い。

フライドポテト原料となるアメリカ産冷凍ポテトにも、発芽を抑制する薬剤クロルプロファムがポストハーベスト農薬として使用されている。日本国内でも除草剤として認められている薬剤だが、そのイモ類の登録保留基準（人体や環境への影響を考慮して環境省が定めた作物の残留農薬許容基準）は〇・〇五ｐｐｍだ。ところが、九二年に設定された輸入ジャガイモの残留基準は、この一〇〇〇倍にあたる五〇ｐｐｍ。いったい、以前の基準の科学的根拠はどうなってしまったのか。

この薬剤は、国民生活センターの九〇年の調査で、マックを含むハンバーガーショップのフライドポテトから実際に検出されている。近年でも、農民運動全国連合会食品分析センターによると、アメリカ産冷凍ポテトから一ｐｐｍ程度検出されている。現在の基準でいえば問題ないことになるが、以前の基準値は軽く越えているのだ。

これらの基準緩和について、当時、食品衛生調査会の会長を務めていた山本俊一氏が著書のなかで、貿易黒字の代償にポストハーベスト農薬を受け入れた厚生省（当時）を、こう批判している。

「『日本は世界の富を人並み以上に吸収しているのだから、食品衛生法の適用範囲が多少制限されるというような軽度の不利益は甘受すべきである』という暗黙の了解を、日本の官僚たちは、我が身かわいさのあまりに、国際会議の席で鵜呑みにしてしまった」（『わが罪　農薬汚染食品の輸入認可』真菜書房、一九九八年）

調査会での議論の前から結論が決まっていた様相が透けて見えてくる。

これらの例から、国が認める「安全性」がいかに頼りなくあいまいなものなのか、わかっていただけただろう。

一層の安全性は〝付加価値〟だから求めない

マックは確かに、国の定めた基準はきっちり守り、衛生管理も徹底する。その意味では、すきがない。「安全性については、マクドナルドはナンバーワンと自負していますよ」と広報担当者は言う。しかし、国が定めた以上の安全性は追求しない。以前、同社の品質管理統括センターのマネージャーは、「フードセーフティでは、牛肉でいえば一番の問題はＯ１５７などの衛生問題。ナチュラルビーフは、あくまでも特定の付加価値ととらえています」と話した。

有機野菜の使用についても検討したことがあるそうだが、「価格差があって、従来のモノに安全基準がないかというと、安全基準はある。それに特殊な栽培方法のものを一定の品質で量を確保するのは厳しい。それよりは、決められた工場で決められた加工をして、安全確認されたものだけを使うのが、一番安全。同じ価格ならそれにこしたことはないという反応はあるが、価格に反映されるとお客様は引いてしまう。いまは時期尚早」（広報担当）という結論になった。

要するに、国が定めた以上の安全基準はあくまで付加価値であって、その付加価値を徹底的にそぎ落とし、低価格を実現したのがマックのハンバーガーなのだ。これは、マックに限った話ではなく、外食チェーンの大半が、多かれ少なかれ同じような体制を敷いている。マックは、その体制を極めればこうなるという象徴ともいえる。

5　六五円ハンバーガーは食べ物なのか

三〇秒で組み立て、一〇分で捨てる

マックでは、注文からわずか三〇秒、遅くても一分程度で商品を渡す。どの店でも厨房に秒刻みの大きな時計が置かれていて、注文カウンターから客にも見える。このクイックサービスが、マックの真骨頂だ。売れる時間帯に売れるだけ売りまくれるから、全国約三六〇〇店舗で一年間に約一二億個、つまり一日になんと約三三〇万個もの販売が可能になる。藤田社長は、雑誌のインタビューで言う。

「マクドナルドはレストランチェーン店ではなく、高速で加工した食品の販売業だ。スーパーの加工品やコンビニエンスストアの弁当や総菜と同じ」（『週刊ダイヤモンド』一九九六年一一月二日号）

この〝高速度食品加工販売業〟を実現するため、店舗内の厨房には効率化を図るためのマ

シーンがずらりと並ぶ。人件費を削る代わり、厨房機器にはかなりの投資をしているのだ。いくつかの資料をもとに、店舗内での製造工程を再現してみよう。

高速化を担うのは、最高二四枚のバンズが焼ける大型トースターと、冷凍状態で店舗に届くハンバーガーパティをわずか四四秒で焼き上げるクラムシェルグリルというマシーンだ。クラムシェルグリルは、クリーニング屋のプレス機のように、ハンバーガーパティを上下両面から熱い鉄板ではさんで一度にジュッと焼くマシーンで、一時間一五〇〇枚を焼く性能がある。焼き上げたバンズとパティは、ハンバーガーを作り始めるまでの間、それぞれ専用のキャビネットで保管される。バンズで二時間、パティで二五分間までが許される保管時間だ。

ハンバーガーは、時間帯ごとの販売予測データをもとに、あらかじめ作り置きする。キャビネットからバンズとパティを取り出し、バンズにパティとピクルスをはさんで、タマネギのみじん切り、ケチャップ、マスタードをのせ、包装紙で包んでオーブンレンジでアツアツに仕上げる。このレンジの時間はハンバーガーでわずか五秒間。作り始めてから完成まで、一分とからないだろう。ハンバーガーを〝作る〟というより、〝組み立てる〟とでもいったほうが近い。これをアツアツのまま保存しておき、注文があると取り出してトレイにのせる。保存時間は最大一〇分間だ。

予測がはずれて一〇分たっても売れなかったときは、なんと、そのハンバーガーはごみ箱に直行である。マックでは〝ウェイスト（浪費）〟と呼ばれるが、まさに言い得て妙だ。学校給食でさえ、調理から食べるまでの許容時間が約二時間。一方たった一〇分間で惜し気もなくポイと捨ててしまうのだから、細菌が増える間もない。マックの徹底した衛生管理マニュアルのひとつだ。

捨てられてしまうハンバーガーがどの程度の量か、もちろんマックは公表していない。しかし、マックでのバイト経験者は「一〇個か二〇個に一個は捨てている」と話している（前掲『マクドナルド七つの秘密』）。ということは、一日三三〇万個を売る一方で、多いときには三三万個を捨てている計算になる。

今度は「メイド・フォー・ユー」

この浪費システムは、欧米の消費者団体や環境保護団体から強い批判を浴びていた。環境保護団体グリーンピースは、マック不買運動まで起こしたことがある。そのため、欧米では一九九七年から、作り置きせずにすむ「メイド・フォー・ユー」という新システムの導入を始めた。

目立った反対運動が起こらなかった日本では、近年までシステムが見直されることはなかった。しかし、二〇〇一年四月には日本でも食品循環資源の再生利用等の促進に関する法律（食品リサイクル法）が施行されることになって、そうもいかなくなったらしい。五年以内に生ごみの排出量を二割削減することが、外食チェーンにも義務づけられたからだ。ごみを捨てるのにカネがかかる事態を見越して、九九年から日本でも新システムの実験を始めている。

「メイド・フォー・ユー」とはその名のとおり、注文を受けてから「あなたのために作ります」というシステムだ。これが可能になったのも最新マシーンの導入のおかげ。なんと今度は一一秒でバンズを焼き上げるトースターが登場したのだ。しかも、レジで注文を打ち込むと、金額計算と同時に、厨房のモニターに注文商品と注文数が表示される。客が料金を払っている間に、厨房では一一秒でバンズを焼き、流れ作業台でパティやピクルスをはさみ、包装してレンジで五秒間あたためる。注文を受けてからハンバーガーを組み立てても、従来どおり一分足らずで商品ができあがる。

パンを一一秒間焼くだけで「あなたのために」というのは子どもだましだが、とにかくこれで、廃棄されるハンバーガーが減ることは確かだ。

「より早く、より安く」というマックの姿勢は、実に徹底していてムダがない。しかし、そこまで早く、安く作ることが、本当に必要なのだろうか。世界中から食材を集め、機械化によって大量生産し、衛生管理のために作り置きしては捨てる。安さのためならば、遠距離輸送、エネルギー消費、大量廃棄など、環境コストでは大いなるムダを惜しまない。そうやって実現した六五円という価格は、われわれにとってそれほど意味があるのだろうか。ハンバーガーを受け取るのに、われわれは一分も待っている余裕がないのだろうか。

マックの一回の食事でビタミン類は必要量の四％

マックで、ハンバーガー二個とマックフライポテトとコーヒーの昼食をとると、カロリーだけは七三六kcalと、二〇歳男子の一日所要量二六五〇kcalの二八％を満たせる。だが、カルシウムは所要量の一三％、ビタミンAとCはそれぞれわずか四％にしかならない。ビタミンとミネラル類が圧倒的に不足しているのだ。マックでは、『ヘルシーブックスマイル』という小冊子を発行しているが、そこに掲載されたビタミンCを摂取できるマックのオススメの商品は、オレンジジュースただひとつになっている。

マックと対照的な戦略を展開してきたモスでは、野菜をたっぷり使ったハンバーガーメニューが多く、サイドメニューも根菜類のスープなど、ビタミンやミネラル類の摂取を意識した料理をそろえる。また、興味深いことに、パン・タマネギ・パティなど構成がほぼ同じ両社のハンバーガーを比べると、栄養組成は意外に違う（表1参照）。これは、素材の差としかいいようがない。

しかも、モスは注文を受けてから、パティを焼いてハンバーガーを作り始める。それも、片面ずつひっくり返しながら人間が焼く。そのため、ひどいときには一〇分以上待たされることもある。しかし、使用する牛肉はホルモン剤も抗生物質も投与されていないナチュラルミート、野菜は国内の農家グループ約一八〇との契約取引で、減農薬・減化学肥料栽培だ。店内の注文カウンターに置かれた黒板には、野菜ごとに生産農家の名前を毎日手書きしてある。店で使う食材の背後にいる農家など、人間の顔が浮かぶ工夫をこらしている。

これらの契約農家とモス社員との間では、相互理解のための交流がさまざまな形で行われている。本部社員の研修では、産地を訪れて農業を体験する。一方、農家は店舗を訪れて反省会や打合せを行い、厨房でハンバーガーを作り、自分たちの野菜がどのような形で使われているのかを体験する。畑で育った野菜がハンバーガーには

表1　モスとマックのハンバーガー1個あたりの栄養比較

栄養要素	モス	マック	1日の栄養所要量
重量(g)	124.8	100	
エネルギー（kcal）	290	248	2650
タンパク質(g)	14.7	12.5	70
脂質(g)	11.0	8.1	44～56
炭水化物(g)	32.9	31.3	356
カルシウム（mg）	41	34	700
鉄(mg)	1.5	1.3	10
ビタミンA効力(IU)	83	40	2000
ビタミンB_1(mg)	0.11	0.08	1.1
ビタミンB_2(mg)	0.11	0.121	1.2
ビタミンC(mg)	2	φ（微量）	50

（出典）両社資料および『第六次改定　日本人の栄養所要量』（厚生労働省）。

（注1）1日の栄養所要量は20歳男子（生活活動強度Ⅲ＝適度）の場合である。

（注2）脂質は1g＝9kcalとして脂肪エネルギー比率（20～25%）から換算し、炭水化物は糖質1g＝4kcal、糖質の望ましい摂取量＝エネルギー比50%、食物繊維所要量25gとして換算した。

さまれるまでを、野菜の作り手もハンバーガーの作り手もお互いに確認できる、ファーストフードチェーンでは珍しい顔の見える関係をつくっている。

マックは、こんなことはしない。マック的な感覚からすれば、社員と産地農家が交流するために使う費用は〝ムダ〟なコストとなるにちがいない。

九五年、マックが安売り路線に転換したその年に、モスは契約農家の減農薬野菜の使用実験を開始。九七年には「新価値宣言」を出して、ナチュラルビーフとミネラル野菜の使用を全店舗に広げる。マックの早さと安さに対してモスが重視した価値は、「おいしさや健康や安心、安全をベースにおいた価値」（広報室）だった。

マックと対照的な戦略だけに、モスばかり引き合いに出しすぎたが、モスもファーストフードチェーンの域を出ていないのは事実だ。最近は、より品質にこだわった本格派ハンバーガーレストランも登場した。パティは炭焼きで、焼き方を選べるし、パティといっしょにはさむ具材も数種類から選べる。その代わり、価格は一個一〇〇〇円前後だ。

日本にハンバーガーを広めたのがマックだったため、ハンバーガーとはああいうものだと思わされてしまったが、アメリカではもともと日本のおにぎりのような家庭料理だったはずである。「ハンバーガー＝マック」の呪縛から逃れるためにも、とりあえず本格派レストランで、アメリカ家庭料理としてのハンバーガーがどんなものだったのか、一度味わいながら考えてみてはどうだろう。

食と風土は切り離せない

六五円ハンバーガーの登場は、昨今のグルメ志向と表裏一体の現象だったともいえる。それを可能にしたのは、不況といわれながらまだまだ強い日本の経済力だ。輸送コストと膨大なエネルギーをかけて世界中からさまざまな食べ物を大量に輸入する飽食ニッポンを、どちらも象徴している。しかし、どこかおかしいのではないか。「食べる」という行為をわれわれは改めて問い直す必要があるのではないか。

二〇〇〇年九月、フランス料理のシェフや料理研究家が中心になって、日本味覚教育協会（内坂芳美会長）が設立された。小学生を対象に「味覚の授業」をボランティアで行う組織だ。この運動はもともと、ファーストフードの席巻に危機感を抱いたフランスのシェフたちが九一年に始めたもので、現在はフランス全土に拡大している。毎年一〇月の第三週が「味覚週間」となり、全国各地で小学生に味覚の授業が行われるまでになった。先日、たまたまその様子をテレビで見た。

子どもたちを連れたシェフが、地域の森を歩きながら食材を探す。その土地の風土や季節によって食材に違いがあること、食は風土のなかで育まれてきたことを伝えながら、子どもたちとともに料理し、いっしょに食卓を囲んで味わう。

かつて藤田社長は社員に語っている。

「気候や風土、民族の多様性を越え、いつ、どこで、だれがやっても、同じ笑顔で、同質の味を提供できる。私たちは、マクドナルドのハンバーガーという普遍性を備えた『文明』を売っているといってもいい」（日本マクドナルド広報部編『日本マクドナルド二〇年のあゆみ・優勝劣敗』）

この言葉は、ファーストフードの神髄をよく表している。それに対して味覚の授業は、風土と切っても切り離せない「食べる」という行為の意味を問い直す運動といっていいだろう。イタリアでもファーストフードに対して「スローフード運動」が始まり、それに共感する人びとが日本スローフード協会を創設している。

日本でも狂牛病が発生し、「オーストラリア産・アメリカ産は安全」という風潮が最近見られる。どこからでも食べ物は調達すればいい、という認識がその前提にある。しかし、食の基本はなにか、食べるとはどういうことなのか。その根源部分が、いまの日本からはすっぽり抜け落ちていないだろうか。

「農民も海外に出ていけばいいのだ」と藤田社長は言った（一四ページ参照）。農産物も人間もグローバルに流動すればいい、日本は輸入大国でいいというのが、その見解だ。しかし、人と農産物は国境を越えられても、農地は国境を越えられない。見捨てられた農地はどうなるのか。牧場はどうなるのか。生産効率の悪い山間部の農地が真っ先に荒れる。荒れた農地には産業廃棄物がやってくる。農地はごみの山と化す。そして、たいていの場合、山間部は都市部の水源である。

これは空想ではない。耕作放棄される農地の面積は、山村を中心に毎年二万haを越すペースで増えている。産業廃棄物処理場の建設や不法投棄に直面している農山村がどれだけあるか、都市部の消費者は気づいているだろうか。

モノをたくさん輸入し、消費して捨てるだけでは、ごみが溜まる一方になるのが自然の摂理だ。二〇〇〇年の『環境白書』の「わが国の物質収支」を見ると、日本は海外から大量の自然資源を取り込み、そのうち五割を使い捨てしている。資源循環の形で再利用される割合はわずか一割程度。あとはじゃんじゃん海外から運び、使っては国内に捨てる。廃棄物処理場が足りなくなるわけである。

山間部の田畑や森林の破壊は、その麓に広がる都市の生活環境の悪化と密接に結びついている。本来、草食の牛に同じ牛の肉を〝共食い〟させる効率優先の畜産・酪農のあり方を見直すように要求しながら、周辺地域の農産物を消費することが、農地や草地、そして生活環境の保全につながる。日本の農業問題は、農家の生活保障だけではなく、消費者の食べ方と密接に関係しているのだ。

二年で終わった六五円バーガー

二〇〇二年二月一四日、平日半額セールからちょうど二年たったその日、マックは「エブリデー・スマイル」というキャンペーンを開始。平日六五円バーガーを一律八〇円、チーズバーガーは平日八〇円から一律一二〇円と、実質的な値上げに踏み切った。同時に、イギリスのサンドイッチチェーン「プレタ・マンジェ」と共同出資で「日本プレタ・マンジェ」を設立。季節の野菜や果物を使った手作り高級サンドイッチ店の展開に乗り出すことを公表した。ちなみに、この会社の商品戦略は、なんと「ヘルシー」「ナチュラル」「フレッシュ」だそうである。

ＢＳＥ（狂牛病）騒動のなかで、〇一年一〇月〜一二月のマックの売上げは、前年比で一〇〇億円も減少した。さらに、急激な円安が、輸入食材に依存する経常利益を圧迫したといわれる。ここにきて、さすがのマックも、方向転換せざるをえなくなったらしい。〇一年一二月に社長から会長に退いた藤田氏をして「安ければ売れた時代はもう終わり」と言わしめた。

ところが、売上げは低迷し、〇二年五月には既存店の売上高は過去最大の落ち込みとなった。そこで、八月五日からは一個五九円に再値下げする。その一方で、九月二五日には東京・日比谷にプレタ・マンジェ一号店をオープンした。迷走しつつ、コンセプトの違う二つの会社を抱え込む姿は、マックの食に対するポリシーのなさを象徴しているといえるだろう。

第2章 牛丼戦争の実態——郡司和夫

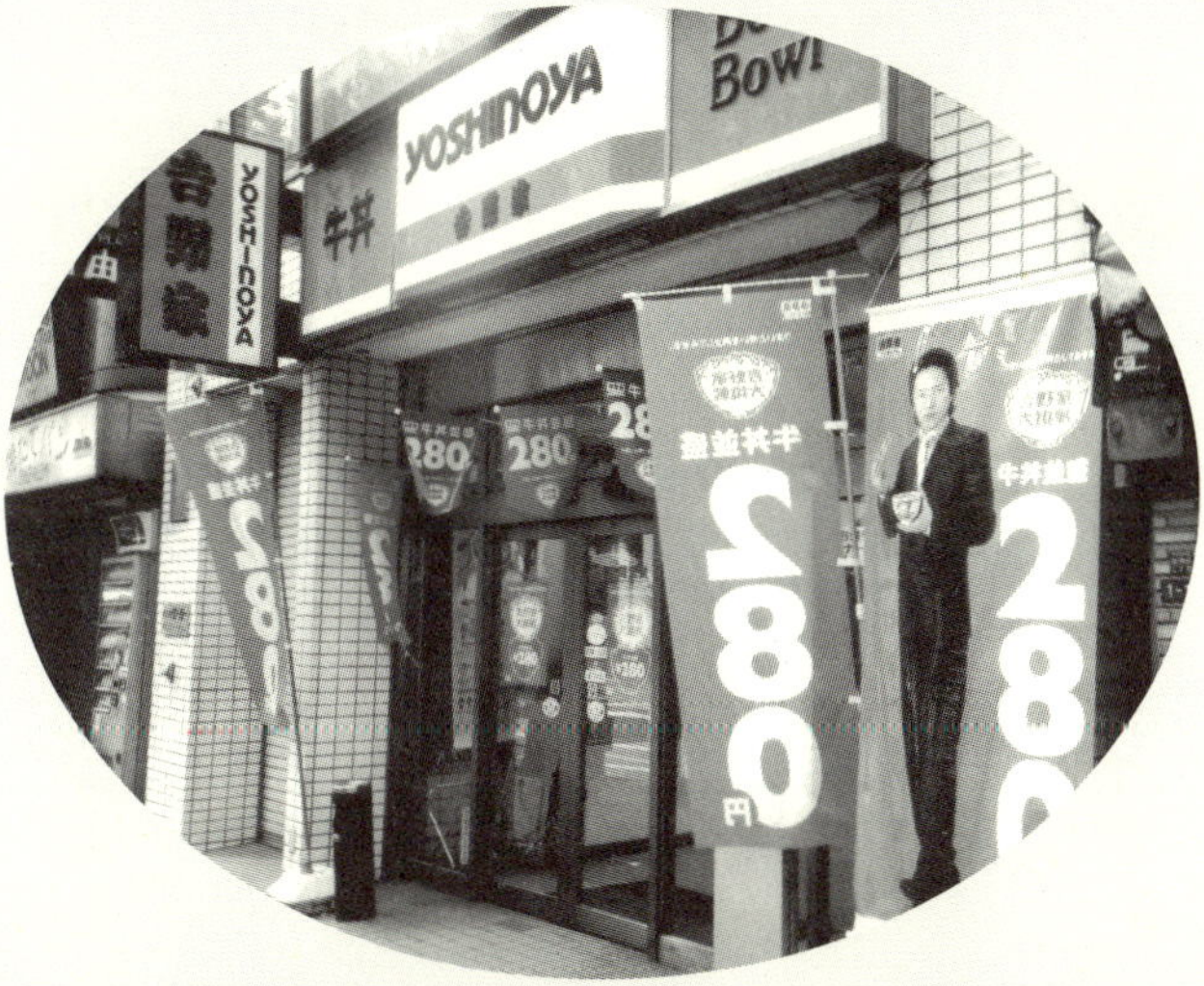

牛丼戦争には勝ったが、狂牛病には勝てなかった吉野家

1　狂牛病の衝撃

ついに日本へ上陸

二〇〇一年八月一日、牛丼最大手の吉野家ディー・アンド・シー（以下、吉野家）は、牛丼並盛を四〇〇円から二八〇円に、一気に一二〇円も値下げした。吉野家の値下げによって、松屋フーズ、ゼンショー（すき家）と大手三社の牛丼価格は、いずれも二八〇円に下落。牛丼値下げ戦争は猛スピードで進んできた。酷暑にもかかわらず、各社とも客足が伸び、予想以上に順調なスタートを切ったのだった。

だが、「好事魔多し」とは、まさにこのことだろう。値下げ戦争がスタートした約一カ月半後、牛丼チェーン各社をメガトン級の衝撃が襲う。アメリカ同時多発テロ事件前日の九月一〇日、狂牛病の疑いがある牛が千葉県で発見されたのだった。二一日には狂牛病と断定され、アジアで初めて、世界では一九番目の発生国となる。

周知のように、狂牛病（牛海綿状脳症、Bovine Spongiform Encephalopathy）は一九八六年にイギリスで初めて確認され、その後、ヨーロッパに蔓延した。国際獣疫事務局（ＯＩＥ）の調べでは、圧倒的にイギリスに集中し、〇一年までに一八万一二五五例に達している。感染した牛は脳を冒され、腰がくだけたようにフラフラになり、死んでいく。潜伏期間は二～八年、平均五年といわれているが、二〇年説もある。

病原体は、タンパク質が何らかの理由で異常化した「プリオン」。この病原体に冒されると、牛の脳は神経細胞が急激に減り、スポンジ状にスカスカになってしまう。羊などには以前から見られた症状で、スクレイピー（羊海綿状脳症）にかかった羊の肉骨粉が飼料として牛に与えられたのが発端とされる。そして、狂牛病にかかった牛の肉骨粉が牛の飼料とされたことから、一気に広がっていく。

狂牛病は、種の壁を越えてヒトにも感染する。変異型クロイツフェルト・ヤコブ病（新型ヤコブ病）だ。牛と同じく脳がスポンジ状になってしまい、記憶力や思考能力の低下によって痴呆症状を起こし、一～二年で死に至る。治療法はまだ確立されていない。イギリスでは、これまで約一〇〇人の発病が確認され、大半が亡くなった。

そのイギリスで最初の狂牛病パニックが発生したのはネコへの感染も確認された九〇年で、政府がヒトへの感染を懸命に「ありえない」と否定したため、このときは沈静化した。だが、九六年に、狂牛病に感染した牛の肉を食べるとヒトにも感染する可能性があると正式に認めたことで、パニックは、イギリスからヨーロッパ全土に広がったのである。

その間、日本では「対岸の火事」扱いで、農水省も一貫して「日本で狂牛病が出る可能性はない」(畜産局)としていた。ところが、今回の狂牛病発見のニュースが報道されるや、千葉・神奈川・東京・茨城・埼玉などで、相次いで学校給食で牛乳・牛肉のメニューを中止にするなど、狂牛病パニックは日本でも現実化する。政府は「問題の牛は焼却処分した」という農水省の発表を受け、消費者の不安を打ち消す次のようなコメントをすぐさま出した。

「牛乳や乳製品は、狂牛病の病原体は影響してないとされている。学校給食の食材は一般に各市町村で市販されている食品を使用しており、今の段階での対応はない」(遠山敦子文部科学相、『東京新聞』夕刊、九月一一日)

「食肉その他に出回ることはないと思っている」(坂口力厚生労働相、『朝日新聞』夕刊、九月一一日)

しかし、焼却処分したというのは農水省が勝手に思い込んでいただけで、実は飼料用肉骨粉とされて市場に出回っていることが明らかになり、消費者の不安は高まっていく。

アメリカの牛肉が安全とは言い切れない

もっともナーバスになったのが、生き残りをかけて安売り戦争を繰り広げているハンバーガー、牛丼業界である。すぐさま広報コメントやホームページで、狂牛病の心配はないと強調した。

「私どもの肉は、オーストラリア産のものしか使っていません。狂牛病は心配ありません」（日本マクドナルド）

「アメリカ産の肉を使ってます。アメリカの検査を信用しています」（吉野家）

「国内産は使ってないから安全です」（松屋フーズ）

「当社の使用している牛肉は一〇〇％輸入牛肉（アメリカ／カナダ産）で、両国とも狂牛病の原因といわれる飼料の使用を早くから禁止しており、狂牛病に感染した牛も発見されていません。ご安心してお召し上がりください」（なか卯）

たしかに、牛丼チェーン各社は、いずれもアメリカ産の牛肉を使用している。では、本当に狂牛病の心配はないのか。

〇一年六月、ＥＵは狂牛病の国別リスク度を調査した「狂牛病リスク・アセスメント」を発表した。ＥＵの加盟国でつくる欧州委員会のなかにある科学専門委員会がまとめたもので、ＥＵ以外の国も含めた世界約五〇カ国が、自国の狂牛病の発生リスクを調査依頼した結果である。

評価はレベルⅠ〜Ⅳまでの四段階評価。レベルⅠがもっとも安全で、数字が上がるにつれて危険度が高くなる。農水省も依頼していたが、レポートに日本の名はない。

「もともと日本も参加していたんですが、後にリスク評価の依頼を中止したいと言って来た

んです。そのために、日本のリスクははかれませんでした」（在日欧州委員会広報担当）

なぜ、農水省は依頼を急に取り止めたのか。

「欧州委員会では、日本の評価をレベルⅢに入れようとしていた。それに反発した農水省が、判断の基準が妥当ではないと拒否したんです」（農政ジャーナリスト）

ＥＵの調査では、イギリスなどすでに狂牛病が発生している国からどの程度、肉骨粉を輸入しているかという外部要因と、自国内で牛に肉骨粉を飼料としてどの程度与えているかという内部要因によって、リスクを判定している。その結果を見よう。

レベルⅠ（狂牛病は非常に高い確率でありそうにない）

アルゼンチン、オーストラリア、ボツワナ、ブラジル、チリ、コスタリカ、ナミビア、ニカラグア、ノルウェー、ニュージーランド、パラグアイ、シンガポール、スワジランド、ウルグアイ。

レベルⅡ（狂牛病はありそうにないが、可能性がまったくないわけではない）

オーストリア、コロンビア、カナダ、フィンランド、インド、ケニア、モーリシャス、パキスタン、スロベニア、スウェーデン、アメリカ。

レベルⅢ（狂牛病はありそうだが、確認されていないか、低いレベルで確認されている）

アルバニア、デンマーク、ベルギー、キプロス、チェコ、エストニア、フランス、ドイツ、ギリシャ、ハンガリー、アイルランド、イタリア、リトアニア、ルクセンブルグ、ルーマニア、ポーランド、オランダ、スロバキア、スペイン、スイス。

レベルⅣ（狂牛病は高いレベルで確認された）

イギリス、ポルトガル。

牛丼チェーン各社が使っている牛肉の産地アメリカは、レベルⅡにランクされている。決して「安全である」とは断言できないのだ。

日本に初めて上陸した狂牛病によって、以前からインターネットのホームページで「アメリカ産牛肉」と公表していた吉野家とすき家に加えて、牛肉の産地を明示していなかった他のチェーン店も輸入牛肉であることが明らかになった。

今回の狂牛病騒動で、「国産牛肉が危険で、アメリカやオーストラリアの輸入牛肉が安全」とする風潮はおかしいと言うのは、ニュー・クイックの清水富士雄社長だ。同社は山形県などに専用の契約牧場をもち、生産から小売りまで一貫した国産牛肉の安売りチェーン店である。

「一番の問題は、どんな飼料を使っているかを全部管理できるかどうかです。うちは生産からかかわっているから、飼料に何が使われているかすべて把握しています。肉骨粉など一度も使ったことはありません。少なくともうちの牛に、狂牛病感染の危険がある飼料が入り込む余地はまったくないですね。一方、外国から輸入している場合は、飼料をすべて管理できるのでしょうか？　そうした輸入肉が、日本の流通の半分以上を占めているんです。私はそのほうがはるかに問題だと思います」

牛肉の危険性は、決して狂牛病だけではない。飼料に含まれる抗生物質やホルモン剤の問題がある。どんな飼料で育てられているのか確認できるかどうかが、食の安全を確保するうえでもっとも重要なのである。そして、牛肉に限らず、どこで、どうつくられた食材であるかが大切なのは、いうまでもない。

2　疑問が多い食材の出所

吉野家以外は取材拒否

まず、食材の顔がどのくらい見えるのか、各社のホームページをのぞいてみた。メインの牛肉について公開しているのは、吉野家とすき家である。

「牛肉の質にこだわったのが『吉野家仕様』。生後一八ヶ月までは母乳と牧草、その後はとうもろこしや大麦などの穀物によって育てた牛肉が使われています。牛肉に使われるのはショートプレートと呼ばれる部分。その特徴は脂肪と赤身がかみ合っていて味が濃厚なこと」（吉野

家、なおショートプレートとは、下腹のバラ肉を指す）

「牛肉は一〇〇％米国産の黒毛和牛です。アメリカの牧場および加工業者と、商社などを通さず直接交渉。アンガスビーフ主体の高品位グレードの牛肉を、安定して輸入しています」（すき家）

そのうえで、吉野家、松屋、すき家、神戸らんぷ亭の広報部に取材を申し込んだ。しかし、取材に応じてくれたのは最大手の吉野家だけだった。以下は、吉野家の馬場秀尚広報部長との一問一答である。

肉は一番安いトモバラ、飼育方法はお任せ

——牛肉はアメリカの契約牧場で飼育しているのですか。

いいえ、現地の三〜四社の大手ミートパッカーとの契約です。契約牧場はありません。

——牛肉の仕入れ価格は、どうやって決めているのでしょうか。

輸入ですから、為替の動向と現地の相場です。為替動向は円高のほうがメリットはありますが、当社の場合、牛肉の仕入れは年度内に八割ぐらい翌年度の契約をすませますし、そのときの為替で契約するのではなく、実際の為替相場より低い相場で契約しますから、それほど影響はされません。牛肉の値決めには、商社は介入してません。現地のパッカーと私どもで、直に

やります。輸入牛肉の輸送手段は、伊藤忠ほかの商社に任せています。

——どういう餌を与えるとか、牛の飼育方法について注文はつけているのですか。

飼育の方法までは、注文は出していません。

——ホルモン剤を使わないようになどの注文もしないのですか。

現地に確認してみないとわかりませんが、うちのほうで使うなとは言ってません。飼育方法はお任せです。

——それでは、狂牛病の心配など出てきませんか。

アメリカ産牛肉ですから。アメリカでは厳しく審査してますので、心配はありません。私どもで心配ないよと言うのもおかしいんですが、あくまでもアメリカサイドの管理とか審査とかはきちっとしているということを、私どもとしては信頼して仕入れをしています。ですから、ヨーロッパで起こっているような心配はないと判断しています。


率直な返事には敬意を表するが、ここまであっさり「お任せです」と言われると、頼りないかぎりだ。これでは、食べる消費者に対する責任不足もはなはだしい。また、吉野家ではオーストラリア産牛肉も一％使用しているが、馬場広報部長はなぜかアメリカ産のみと答えた。

なお、ミートパッカーとは、と畜から解体・加工・箱詰めまで一貫して行う巨大食肉工場を指し、全米に一〇〇以上ある。工場の入口から生きた牛が入り、約二〇〇m離れた出口から真空パックされた牛肉が出てくる。ＩＢＰ、エクセル、モンフォードなど最大手の工場では、一日に三〇〇〇頭を超える肉牛を処理している。そうした工場を一〇ぐらい所有しているのが、アメリカの大手ミートパッカーである。

吉野家では二〇〇〇年度に二万二〇〇〇〜三〇〇〇トンの冷凍牛肉を輸入、〇一年度は二万五〇〇〇トン輸入する予定という。これだけ大量に仕入れるからこそ、相場より安い価格で契約できるわけだ。業界筋の話では、仕入値は一〇〇ｇおよそ六〇円。牛は肉用種のアンガスとヘレフォードが主で、牛肉の部位では一番安いトモバラ（下腹にあたる部分。脂身が多くアメリカ人には好まれない部分）のスライスが使われているという。二八〇円の並には約八五ｇの肉が使われているから、その原価は約五〇円というわけだ。

どこの米かは公表しない

まずは、吉野家のホームページから抜粋。

「『牛丼にしておいしいお米がある』というのが、吉野家の結論です。タレがさらっとしみわたり、柔らかくなりすぎないことが大きなポイント。数種類のお米をブレンドしています。このブレンド米の種類や比率は企業秘密ですのであしからず。炊く前の段階でのチェックも重要です。食味値計測や食味官能テストにより、味をチェックしています。最後の仕上げがどんぶりへの『二度盛り』です。一回だと量の調節がしにくいうえに、ご飯が大きなかたまりになり、タレが行き渡りにくくなります。『ふんわり二度盛り』が原則なのです。『うまい、やすい、はやい』の道は険しいのです」

では、なぜ、ブレンド米の種類やブレンド率を企業秘密にしているのか。四〇〇円から二八〇円に値下げしたことで、米の種類や供給先を変えたのか。

——牛肉はアメリカ産と明らかにされましたが、ブレンド米の種類や比率を企業秘密にしているのはなぜですか。岩手県経済連の方は「うちのササニシキも吉野家さんに入っている」と言ってましたが。

それもあると思いますけど、米の場合は非常に微妙なんです。国産米であることは間違いないんですけど、米の場合は農協の問題とか産地の問題とか……。とくに当社の場合のように大量に使用していると、市場においての価格に影響をきたしてしまうようなこともあって、米に関しては極力、開示しないようになってきているんです。

——価格が安い北海道産米が主なんでしょうか。

いや、米は一切、公表してません。

——値下げにあたっては、米の混合率を変えたということですが、コストを考えてですか。

そうですね。まず当社の場合は、量の確保が大前提ですから。とくに、今回のように極端な客数増になってくると、最優先になってきますから。そういう意味では、量の確保をするにはということから入っていかないと、質という部分と合わせての話なんですけど、そっち（量）が最優先になります。変化といえば変化なんでしょうが、いわゆる質は基本的には落とさないということを前提にしています。

今回、たとえば牛肉にしても、現地のパッカーさんに頼み、吉野家スペック（仕様）の変更、つまり牛肉の切り方、スライスの形状を変えることで、量が増えるようにしました。お米も種類を変えたのではなくて、ブレンド率を変えました。

――無洗米を使っているという話も出ていますが。

使ってません。量の確保ができるかという点があります。また、産地を特定すると、やはり量の確保ができるのかという点があります。一カ所の産地とか農協と専属契約みたいなことをしていると、天候事情によって不作とかなったら、おいそれと次にこっちというわけにはいかないわけです。基本的には、卸さんを経由して仕入れを行ってます。もちろん、産地とか農協さんとか直に値決めとか交渉をやる部分はありますけど。

――外国産米を導入する考えは。

ありませんね。実は、国内の冷害で不作になった九四年に、緊急輸入米を使わざるを得なくなったんですが、極端に客数が落ちました。日本人にとっての輸入米というのは、昔からの外米というイメージがあるのかなという部分と、外国産米を輸送してくるとなると船便なわけで、品質管理の面で問題があります。それと、やはり関税が非常に高いという問題もありますね。また、量を確保できるかという面がある。東南アジア、中国というのは、非常に品質のいい、日本的なコシヒカリ、ササニシキレベルのものが穫れているということは聞いてますが、ではそれがうちで使う年間二万二〇〇〇トンを毎年、生産できるかというのがある。もちろん、輸入米に合った調理、料理というのはあると思いますが、牛丼に関しては、輸入米を使うという考えは現状ではありません。

値下げを断行した後、ある週刊誌で「吉野家の味が落ちた」という記事が出たが、取材の過程で、それに関して興味ある話を聞いた。値下げ前は、吉野家の牛丼の米のブレンド率は、八割が北海道産米、二割が岩手県産米だったという。しかし、「安売りで岩手産米はもういらないと言われたが、牛丼の食味が落ちたので一割だけまた入れることになった」（岩手県経済連関係者）というのだ。

また、吉野家の安部修仁社長は、今回の大幅な値下げにあたって「食材を世界規模で見直した」（『月刊食堂』二〇〇一年九月号）という。その見直しに、米は含まれていないのだろうか。

一方すき家のホームページには、米についてこう載っている。

「野菜や米も農家と提携し、指定栽培。良質なものだけを仕入れています」

この前段には「牛肉がアメリカから」と書かれているので、米も外国産米を使っているようだ。

ショウガは台湾、サラダやタマネギは？

吉野家全店舗で年間二四〇〇トン、客一人あたり約一五g消費するという紅ショウガは、台湾から輸入している。各店舗では一日三〜四回、容器の中にある紅ショウガをすべて交換するそうだ。

「ヘルシーメニュー」と宣伝している野菜サラダの野菜（春キャベツ、スイートコーン、ニンジン、キュウリ）については、原産地を公表していない。ただ、トウモロコシは日本の自給率からみて輸入品に間違いない。はたして、遺伝子組み換えトウモロコシの心配はないのだろうか。

そして、牛丼に不可欠のタマネギはどうか。ホームページ（抜粋）には「味わいと食感が牛丼のいのち。だから『玉ねぎなし』なんて、ありえない。吉野家が選んだのは、貯蔵性に優れた『黄玉ねぎ』。特に糖度が平均七以上のものを使用しています」とあるが、肝心の国産か輸入物かはわからない。広報部では、「日本の端境期のときに一部、中国から輸入する」と言う。

3　安さのからくり

値下げ戦争、勃発

牛丼値下げ戦争の発端は、1章で詳しく述べたマクドナルド（マック）が仕掛けた「平日半額バーガー」である。その嵐はハンバーガー業界にとどまらず、半年後に牛丼チェーン店をも巻き込んだ。ここで各チェーン店の概要を簡単に紹介しておこう（店舗数は、神戸らんぷ亭を除いて二〇〇一年三月現在）。

最大手は吉野家で九五〇店舗、売上高九三〇億円。次いで松屋の三三二店舗、売上高三五三億円、すき家の三二一店舗、売上高二〇三億円と続く。すき家は、関東地方のニュータウンや主要道路沿線が中心だ。大手三社を追うのが、和食フードチェーンを全国展開している、なか卯。牛丼の売上構成は三〇％ほどで、二二〇店舗、総売上高一五二億円。さらに、ダイエーグループの神戸らんぷ亭（東京中心）が、五〇店舗（〇一年六月）、売上高三七億円で続いている。

マックの「平日半額バーガー」に最初に対抗したのは、神戸らんぷ亭。二〇〇〇年七月、持ち帰りメニューに限って四〇〇円の牛丼（並）を二九〇円にした。次いで九月に、松屋が牛めし（並）を四〇〇円から二九〇円（味噌汁付き）に値下げ。一二月に入り、すき家がハーブチーズ牛丼を四八〇円から四〇〇円に値下げ。牛丼業界は、熾烈な値下げ戦争の渦に巻き込まれていく。

唯一かやの外にいたのが、業界の雄・吉野家だ。毎年、春と夏に一週間行う恒例の値下げキャンペーン（四〇〇円を三〇〇円）を行ったのみだった。だが、〇一年に入り、デフレ不況はますます深刻化、ついに値下げ戦争に参加せざるを得なくなる。他社の客足が著しく伸び、苦しい立場に追い込まれていたからだ。

吉野家の〇一年二月期決算を見ると、売上高七九八億円で、前年比二・六％増にとどまっている。一方、松屋の二〇〇〇年四月〜〇一年三月の決算数字を見ると、実に前年に比べて二〇％増だ（売上高の数字は公表していない）。値下げ戦争への乗り遅れがいかに客足に響いたか、如実に現れている。

三割下げても粗利益額は増える

そうしたなかで、吉野家が〇一年四月四日から一〇日に行った「牛丼並盛二五〇円セール」は、品不足になるほどの盛況ぶり。ここで予想をはるかに上回る実績をあげたことが、その後の値下げの決断につながっていく。

「外食全体での低価格志向において、吉野家の牛丼の価値の再設計をするにはどうしたらいいのかというところから、既存店の前年割れという事情も踏まえて、出てきた結果です」（馬場広報部長）

吉野家では一店舗あたり一日平均七〇〇人の客数を維持しないと、牛丼の質が保てなくなるという。その七〇〇人を九〇〇人に増やすためには、いくらの価格設定が適当なのか、どうやればその価格で牛丼の質を維持できるのか、全社的なプロジェクトに入った。

「当社の牛丼の場合、他社さんと比べて、五〇円くらいのブランドエクイティの差があった。一方、街頭で吉野家の牛丼はいくらが適正なのかというリサーチをしたんです。すると、二五〇円になるとお客様に品質面での不安みたいなものがあったし、逆に四〇〇円というのはちょっと高いのかなという調査結果が出ました。セールの終わった一週間後くらいから、二七〇、二九〇、三〇〇円、一部二五〇円という価格帯を設けて五十数店舗で実験販売。その一方でマーケットリサーチをやってきました。こうしていろいろシミュレーションをしまして、最終的にはトップの判断で二八〇円という価格に決定したわけです」（馬場広報部長）

牛丼と言えば、吉野家と誰もが思う。いわばブランド料だけで、他社には約五〇円のハンデがあると言われる。それがブランドエクイティ（ブランドへの信頼）の差だが、二九〇円と四〇〇円ではあまりにも差がありすぎたのである。

今回、吉野家では二八〇円に下げるにあたって、入客数五〇%増、一時間あたり一人の社員が扱う客数を一一名から一五名に上げる、という目標でスタートした。また、値ごろ感のあるサラダなどの導入で、並盛が三割引きになった分の客単価の引上げを図っていく考えだ。業界誌『日経レストラン』(二〇〇一年八月号)から、値下げのメカニズムを紹介しよう。

「並盛を三割下げて二八〇円。大盛と特盛は共に六〇円下げて、四四〇円と五四〇円。これらの結果、客単価は従来の五〇〇円が三九〇円になるという。客単価は低下するが、一・五倍の集客により、既存店売上高は一〇%増を見込む。

粗利益率は六三%(前期)から六〇%に下がるが、売り上げが増えるため、粗利益額は逆に一〇%以上増える。並盛を三割も下げながら粗利益率が三ポイントしか下がらないのは、食材を全面的に見直したからだ。牛肉は部位の仕様変更と調達量の増加による価格引き下げで年間二億円、米はブレンド方法を変えることなどで年間五億円を削減。ほかにも玉ネギやショウガなど、計一二もの品目で仕入れ価格を下げた。

粗利益率の低下は、人件費や経費削減で吸収する。作業工程を一から見直して無駄な動きを減らしたり、社員の評価制度を改めて、丼に盛るスピードを向上させるなどの策を講じる。また、ナプキンを六つ折から安価な四つ折に変えるなどの細かなコスト削減を実施することで、二〇〇二年二月期の計上利益は当初計画を維持する」

解凍・スライスの著しい効率化

なぜ、大幅に値下げできたのか、より具体的に見てみよう。要は大量に仕入れて、それをより効率よく処理するようになったのである。実は、吉野家では二五〇円セールのときに一部店舗で食材が不足し、閉めざるを得ない状況に陥った。大量に仕入れて、処理できる体制にしなければ、再び同じ事態になりねない。

「そのとき、大きな反省、学習をしたわけです。年中無休と二四時間営業が、当社の売りでもあります。それを一時的にではあれ、店を閉めざるを得ない状況になり、強い敗北感を味わった。リベンジをしたいという気持ちがずっと強かった」（馬場広報部長）

輸入した冷凍牛肉は、埼玉県北埼玉郡大利根町にある東京工場で解凍され、カットされる。牛肉は、幅二二・五㎝、長さ五〇～六〇㎝の冷凍ブロックで輸入される。この型が吉野家スペックと言われるものだ。これを解凍し、チルド状態でスライサーにかける。

まず、これまで一日かけていた解凍工程が、解凍技術の新開発でなんと五分に短縮できるようになった。現場では毎日三〇トンの肉を解凍・カットしているが、これで二五〇円セールのときのような肉不足の心配はなくなる。同様に大きな威力を発揮しているのが、肉をスライスする新型スライサーの登場だ。これまでは吉野家スペック一片分の幅しかなかったが、新型は二片分あり、大量にスライスできる。それを六〇台導入した。

これらの導入で経費はかさむが、客数の増加で十分補えるという目論見。まさに「薄利多売」である。吉野家の試算によれば、牛丼（並）は二八〇円でも、味噌汁、サラダや生卵を注文するから、一人の客単価はすでに紹介したように三九〇円になるという。そして、それらの利益率は後でふれるとおり、きわめて高い。

吉野家によれば、客一人あたりの原価（材料費、加工費、物流費の合計）は一七〇円、人件費は七九円、そのほかテナント代、建材費、水道・光熱費、販売促進費などの経費が七八円だという。あわせて三二七円だから、純利は六三円になる計算だ。

サイドメニューの高さ、暴利をむさぼる生卵

低価格競争のなかで見落としがちなのが、牛丼の安さに比べたサラダ類などサイドメニューの割高感である。

たとえば、すき家の生野菜サラダはキャベツ、レタス、トウモロコシ、ムラサキキャベツの七五gで一四〇円。松屋はトウモロコシ、キュウリ、ムラサキキャベツ、レタス、キャベツの一二五gで一〇〇円。量も少ないし、決して安くはない。

吉野家では、牛丼を値下げしたのに続いて、さらに集客力アップを狙って、ポテトサラダと

ごぼうサラダを二〇〇円から一二〇円に四割も値下げした。素材の野菜やドレッシングなどに変更を加えたというが、その内容については明らかにせず、「この二つのサラダの野菜はすべて国産」としか、答えない。裏を返せば、これまでの利益率が相当に高かったということだろう。なお、有機栽培野菜は「量の確保の面で無理」という。

牛丼の値下げ分をこうしたサイドメニューで補おうというのが、サラダ類の価格に現れている。メインメニューが安くなれば、その分、そんなに安くなくてもサイドメニューを注文してくれると踏んでいるわけだ。それによって、客単価をアップさせようという戦略である。

なかでも、とんでもなく高いのが生卵だ。すき焼きに生卵が欠かせないように、牛丼や牛皿に生卵をかける人は多い。「物価の優等生」と言われる卵の価格は、ここ二〇年ほど大きな変化はない。Mサイズ（標準型）で、スーパーなどで一パック（一〇個入り）高くて二〇〇円そこそこ、一〇〇円台前半が多い。一個一〇～二〇円というところだ。ところが、吉野家とすき家では一個五〇円だ。

吉野家の卵の仕入先は、関西地区の大手養鶏業者。ポストハーベスト農薬や遺伝子組み換え飼料を使わずに、抗生物質の使用も極力控えた飼育をしている。そして、サルモネラワクチンの接種と衛生管理の徹底などでサルモネラ菌対策に万全を期した、安全な卵づくりを一貫して行っている、養鶏業界でも異色な会社だ。その社長が驚いた表情で言う。

「え、一個五〇円ですか。それは儲けすぎじゃないですかねえ。これまで、吉野家さんには大阪地区で月一二〇トン納めていましたが、一カ月前（八月中旬）に東京地区でも一三〇トンの注文がきました。伊藤忠経由できたんです。伊藤忠さんは自分の系列の養鶏場があるんですがね、やはり安全な卵を大量に供給できるところとなると、限られますから。業務用ということで安くしてまして、一個一五円で卸しています。まあ、輸送費や何やら入れても、高くても一個三〇円で売るのが常識でしょう」

ライバルが潰れたら値上げ!?

〇一年九月一七日、吉野家は四月九日に発表した〇一年度予想決算数字を、価格値下げによる売上高の大幅増を理由に、早々と上方修正した。しかし、一〇月中旬、狂牛病「不安」から、消費者の牛肉離れが進むと予測、〇二年二月期で売上高一〇億円、経常利益七億円の減少になると、再修正する。さらに、〇二年二月中旬に、売上高五〇億円、経常利益二八億円の減少になると、再修正を行った。

吉野家の顧客層は、一七歳から三五歳までの男性が八五％を占める。この世代に狂牛病の影響がいつまで続くのかわからないが、値下げ戦争が続くのは確かだ。ある流通関係者が言う。

「ライバルがいなくなるまで続きますよ。アメリカの航空会社を見なさい。値下げ、値下げの競争で、それこそライバルが潰れるまでやってます。ライバルが潰れたら、値上げしています。牛丼もまったく同じですよ」

弱肉強食、それが値下げ戦争の本質である。

4　牛丼は健康によくない

牛丼チェーン店が使用している牛肉は、ほとんどがアメリカ産だ。すでに述べたように狂牛病の心配はいまのところ少ないが、まったくないわけではない。どういうルートでプリオンに汚染された飼料が入り込むかわからないからだ。現時点ではっきりしている健康への懸念は、三つある。第1章でも述べた牛への合成ホルモン（成長ホルモン）剤と抗生物質の投与、そして、さまざまな食材への食品添加物の使用だ。

合成ホルモン剤で育った牛の肉を食べている

発ガン性が問題となっている合成ホルモン剤は、アメリカではほとんどの牛の飼育中に使われている。アメリカでは一般的に、生後一四～一八カ月の牛を集中肥育場（フィードロットという）へ集める。まず、肺炎など気管支系の病気を予防するためのワクチン注射と、牛の体から寄生虫を駆除するための注射を打つ。その後、成長促進のために、耳の後ろにホルモン剤を埋め込む。そして、トウモロコシなどの濃厚飼料を主体にしたエサで集中的に太らせる。このトウモロコシは、遺伝子組み換えした品種が大半である。

合成ホルモン剤をなぜ使用するかというと、効率性のためだ。ホルモン剤を埋め込むと、肥育期間が二週間短くなり、一頭につきエサ代が二〇～三〇ドル節約できる。牛の場合エサ代は生産コストの三〇％前後を占めるから、薬剤のコストが多少かかっても、二週間分のエサ代を節約できるメリットは大きい。肥育期間が短くなることによって、脂肪が少なく、赤身の多い、消費者好みの牛に育つメリットもある。

だが、合成ホルモン剤は熱に強い。仮に牛の体内に残留していたら、焼き肉にしても危険性は減らない。安全性に対する強い懸念があるのは、第1章で紹介したとおりだ。

薬が効かない体になる!?

エサに入れる抗生物質の害も心配だ。日本では、一九九五年までは食品衛生法第七条で、「食肉、食鳥卵及び魚介類は、抗生物質のほか、化学的合成品たる抗菌性物質を含有してはならない」と、規定されていた。ところが、新たに残留基準ができ、アメリカと同じく〇・一p pmまでなら残留してもいいことになっている。各チェーン店は、自社の牛肉がどんなエサで飼育されているのか把握しているのだろうか。吉野屋のように「現地にお任せ」では、安全と胸を張れる食べものなどとても提供できない。

抗生物質が残留している肉を食べ続けると、いざ病気にかかったときにまったく薬が効かない事態に陥る可能性もある。ずいぶん前の話になるが、アメリカの医学雑誌『ニューイングランド・ジャーナル・オブ・メディシン』に、疫病管理予防センター（CDC）の疫学調査の結果が詳細に記載された。それは、狂牛病がヨーロッパ中をパニックにさせたのと同じく、全米中を震撼させたのである。当時から状況は改善されていないので、記事の概要を紹介しよう。

「八二年一二月、二九歳の母親と三歳の娘がハンバーガーを食べて嘔吐し、呼吸困難に見舞われる事件が、サウスダコタ州で起きた。二人からは、食中毒の病原菌であるサルモネラ菌を検出。CDCがこの菌を調べたところ、驚くべき事実がわかった。抗生物質に抵抗性をもたせる小さな環状遺伝子（プラスミド）が見つかったのである。この耐性菌のルートを調べたところ、発生源は抗生物質を肥育に使っている牧場であった。しかも、その牧場の肉は、翌年一月から二月にかけても、まだミネソタ州東部でハンバーガー用に売られ続ける。その結果、ミネアポリス、セントポール地域で一〇人の患者が、ノースダコタ州とアイオワ州でも嘔吐や呼吸困難を訴える患者が出た」

さらに、その四年後の『ニューヨーク・タイムズ』（一九八七年二月二二日）は、抗生物質入り飼料で恐ろしい耐性菌が増大していると、次のような趣旨を報じた。

「ＣＤＣのジョン・スピカ博士ら疫学・微生物学研究チームは、食肉用家畜の飼料に配合されている大量の抗生物質が原因で、抗生物質の効かない恐ろしい耐性サルモネラ菌がはびこり、汚染された肉を食べた人間に治療の困難な症状が出ることを突き止めた」

現在では、耐性菌は当時よりさらに広範囲にはびこり、ますます深刻化している。病原性大腸菌Ｏ１５７にも抗生物質が効かない耐性菌が出現したのは、記憶に新しいところだろう。

ショウガやドレッシングは食品添加物のオンパレード

牛丼チェーン店のメニューには、概して食品添加物が多く使われている。なかでも、ショウガはすさまじい。たとえば、すき家の酢漬けショウガ。お持帰り用の原材料表示を見ると、こう記載されている。

「しょうが、食塩、醸造酢、酸味料、調味料（アミノ酸等）、保存料（ソルビン酸カリウム）、着色料（赤色１０２号）」

どのチェーン店でも、だいたい同じような原材料表示だ。原料のショウガは、いずれも台湾か中国からの輸入品。漬けるのは日本だが、長距離輸送の関係から原料の段階で保存料が不可欠になっている。牛丼にショウガがないと寂しいかぎりだが、タダだからとガバッとかけるのは健康のためにやめたほうがよい。

まず、石油を原料にしたタール系色素の赤色102号は、発ガン性が指摘されている。ラットのエサに三％添加して与えたところ体重が減ったという報告もある。

ソルビン酸カリウムは日本でもっとも多く使われている保存料で、食肉製品、魚肉練り製品、漬物、味噌など広い範囲に使用されている。やや古いが、八一年五月に聖徳学園短期大学の研究グループが、ソルビン酸を一五％添加したエサをマウスに与えた結果、半数以上に肝臓ガンが発生したと発表した。

調味料のアミノ酸等とは、化学調味料のこと。主要成分はグルタミン酸ナトリウムだ。これは、肉をつけるタレにも間違いなく使われている。インターネットの牛丼掲示板には、「すき家の牛丼は化学調味料の味がちょっと強いのが難点」などの意見が載せられていたこともある。化学調味料の害については、体がほてる、動悸《き》、神経マヒなどの中華料理症候群が悪名高い。

サラダのドレッシングにも、多種類の食品添加物が使われている。たとえば松屋の胡麻じそドレッシングの原材料は、次のとおりだ。

「醸造酢、しょうゆ、砂糖、胡麻、だし汁、水飴、レモン果汁、豆板醤、清酒、焼酎、梅果汁、リンゴ、香辛料、食塩、調味料（アミノ酸等）、保存料（安息香酸ナトリウム）、香料」

このなかでいちばん問題なのは、保存料の安息香酸ナトリウムだ。これは、複数の研究機関から発ガン性を示す研究報告が出されている、いわくつきの食品添加物である。たとえば、「ラットに安息香酸ナトリウムを八％含むエサを与えたところ、平均一三日で半数が死亡。また、犬に体重一kgあたり一gを超えて与えると、てんかんのようなけいれんを起こす」（郡司篤孝監修『食品添加物読本』ナショナル出版）という。

牛丼ではカルシウムやビタミンが大幅に不足する

二〇〇〇年に、日本人の栄養所要量が改定された。これは、一日にどれくらいのカロリー、タンパク質、脂質、炭水化物、ビタミン類などをとればいいのかの目安を定めたものである（五一ページ表1参照）。身長や体重、生活活動の違いはあるが、この所要量をもとに、成人男子が牛丼並盛り（吉野家）を食べると、必要な栄養がどのくらい満たされるかを調べてみた。

まず、エネルギーの栄養所要量は二六五〇kcal、牛丼並は五二八kcalだから、充足率は二〇％となる。以下、同様にみていくと、タンパク質七〇gに対して一九・六g、二八％、脂質は五六gに対し九・七gで一七％だ。

炭水化物の栄養所要量は三五六gだが、吉野家の栄養成分表には炭水化物の項目はない。食品成分表では糖質と食物繊維をまとめて炭水化物としており、糖質は通常三三〇ｇが目安とされている。それを基準にすると、吉野家の牛丼の糖質は八六・一ｇだから、充足率は二六％になる。一方、骨粗鬆症の若年化などで問題になっているカルシウムの栄養所要量は七〇〇㎎。これに対して牛丼は一三㎎で、充足率はわずか二％にすぎない。糖質の多さと、カルシウムの少なさが、きわだっている。

健康維持に不可欠なビタミンはどうか。免疫力強化や皮膚粘膜などを保護する役割のビタミンＡは、所要量が二〇〇〇ＩＵ（ビタミンの量）に対し二六ＩＵ、充足率は一％。成長促進に不可欠なビタミン$Ｂ_1$は、所要量一・一㎎に対し〇・〇九㎎、充足率は八％。体脂肪蓄積防止の役割をするビタミン$Ｂ_2$は一・二㎎に対して〇・〇七㎎で充足率は六％。ビタミンＣは所要量五〇㎎に対し一㎎、充足率は二％である。牛丼を主食代わりにするとビタミン不足に陥ってしまうのは一目瞭然だ。

値下げになったからと喜んで食べていると、安全性でも栄養面でも大きな問題を起こすことになるようだ。

第3章 激増する輸入野菜は安全か ――瀧井宏臣

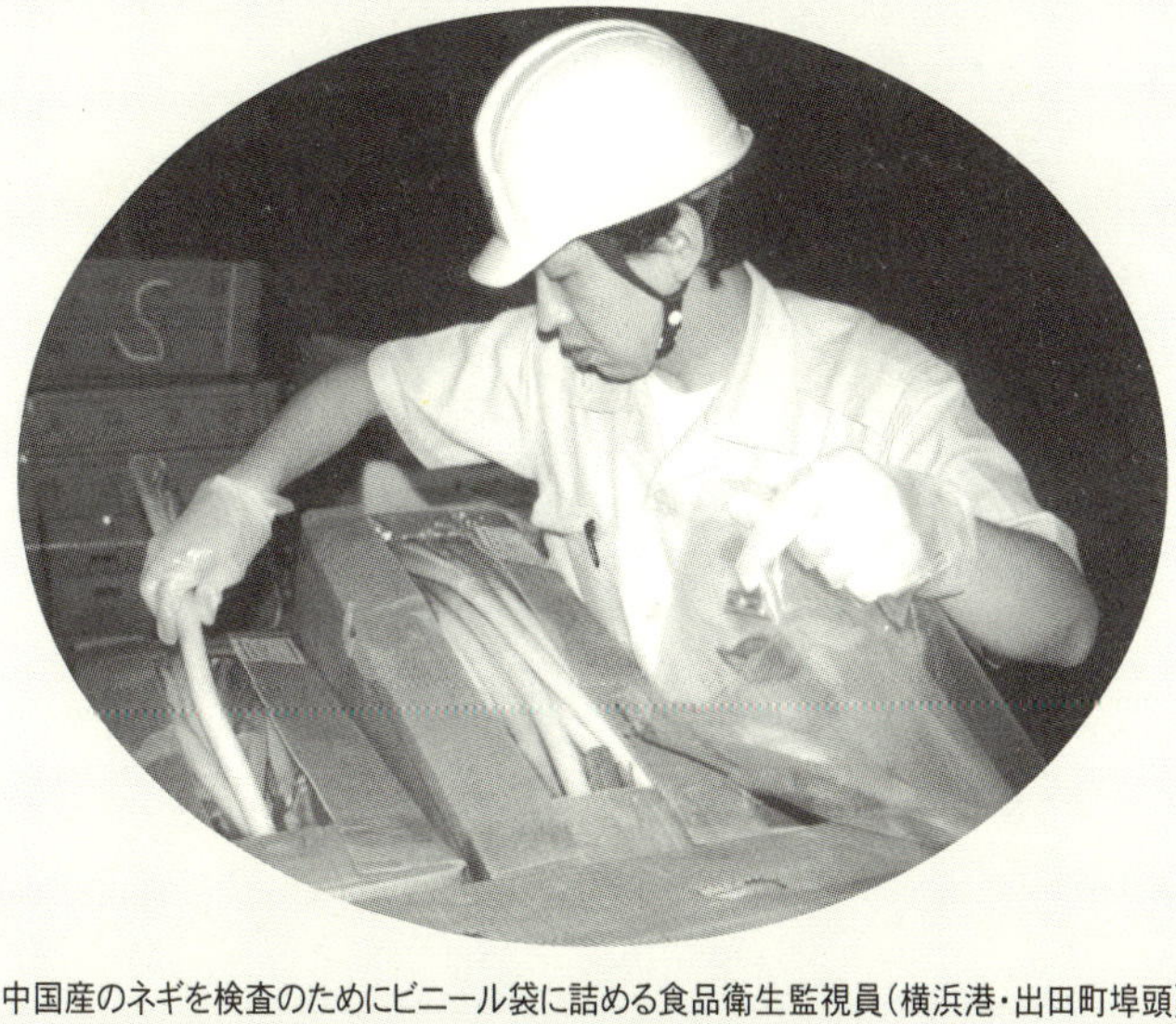

中国産のネギを検査のためにビニール袋に詰める食品衛生監視員（横浜港・出田町埠頭）

1 貿易紛争勃発

中国ネギ上陸基地

薄暗い倉庫の中に足を一歩踏み入れると、外のうだるような暑さとは一転して、凍えるほどの冷気に包まれた。温度は一度。吐く息が白い。天井の高い倉庫内には、段ボールに入ったバナナやオレンジなどの輸入果物が、うず高く重ねられている。

厚生労働省の食品衛生監視員の後についてしばらく進むと、お目当ての中国産のネギとゴボウが、一番奥の一角にまとまって積まれていた。二人の監視員は、さっそく複数の箱を開けて一〇本ほどのネギを取り出し、ビニール袋に詰め始める。その一人が説明してくれた。

「規定に従ってサンプルを一kgほど集め、残留農薬の検査をするんです」

ここは、横浜港の西北にある出田町《でたまち》埠頭。有名な本牧《ほんもく》埠頭や山下埠頭のちょうど対岸に位置する。中国野菜をはじめ輸入生鮮野菜が陸揚げされる、横浜港の拠点のひとつだ。取材した七月中旬はちょうど入荷量の少ない時期で、保管されていたのは、ネギがコンテナ一個分（およそ三〇〇〇箱）、ゴボウがコンテナ二個分にすぎなかったが、需要期の冬には大量の積荷で倉庫がいっぱいになるという。

しみじみと、中国ネギを観察した。というのも、セーフガード発動以来、関係者がピリピリしていてなかなか取材に応じてもらえず、現場を見るまでに一カ月もかかっていたからだ。中国ネギは葉や根がきちんと切りそろえられ、見た目は美しかった。もちろん、泥などついていない。収穫から一週間は経っているはずなのだが、色艶もよく、新鮮でみずみずしく見える。箱には「新鮮ねぎ」と日本語で書かれているだけで、中国産の表示はなかった。

余計なことは聞かないというのが、倉庫業者に現場を見せてもらう条件だったため、このネギがどこでどのように売られるのかは、わからずじまいだった。しかし、国産ネギと称して店頭に並んでも、見た目ではおそらく誰もわからないにちがいない。

中日貿易戦争

輸入野菜が、激増している。農林水産省の外郭団体である野菜供給安定基金がまとめた『野菜輸入の動向』によると、二〇〇〇年の野菜（イモ類、キノコ類を含む）の年間輸入量は二六一万トン（九〇ページ図1）で、金額にすると三四〇〇億円にのぼる。一〇年前に比べると、輸入量で二・四倍、金額でも一・五倍となっている。

輸入野菜は、冷凍野菜、塩漬けにした塩蔵野菜、乾燥野菜、酢調製野菜など、いろいろな形

図1　野菜の総輸入量と生鮮野菜輸入量の推移

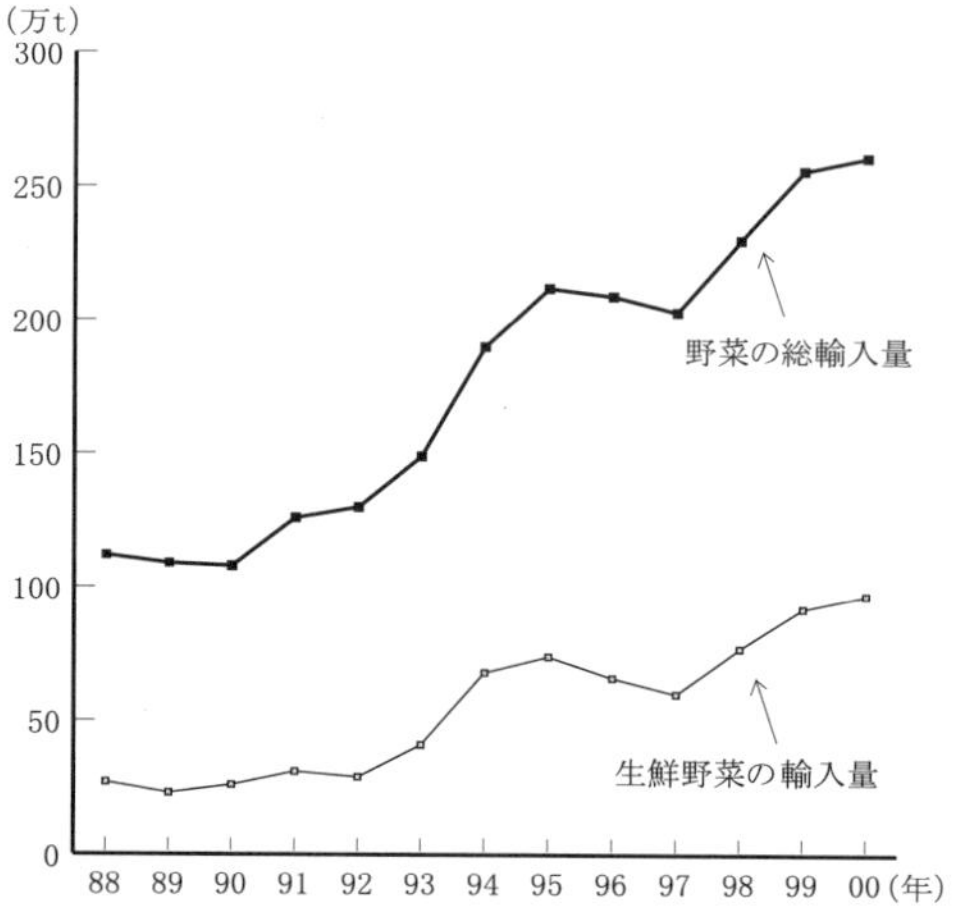

（出典）野菜供給安定基金編『輸入野菜の動向2000年版』より作成。

で運ばれてくるが、もっとも多いのは生鮮野菜の九七万トンで、全体の三七%を占めている。農林水産省の調べで、一九九九年の国内生産量が一八二〇万トン（野菜一三八八万トン、イモ類三九七万トン、キノコ類三五万トン）だから、輸入野菜をすべて生鮮に換算した場合、国内に出回っている野菜の一五%前後が輸入ものということになる。

　どんな野菜が多いかというと、生鮮野菜では多い順に、タマネギ、カボチャ、ゴボウ、ブロッコリー、ショウガ、ニンジン及びカブ、リーキその他ネギ属、シイタケとなっている（表1、なおリーキその他ネギ属には、ネギとネギに似たヨーロッパ産のリーキ、それにニンニクの芽が含まれる）。

　輸入国は何と世界七五カ国にのぼり、輸入量の多い順に、中国、アメリカ、ニュージーランド、タイ、イタリアとなっている（表2）。なかでも、中国からの輸入は一一八万トンと全体の四五%を占め、とくに生鮮野菜は三六万トンで、一〇年前の一二倍と激増ぶりが目立っている（二〇〇〇年）。ネギ、キャベツ、エンドウ、サトイモ、シイタケ、ニンニク、レンコン、冷凍ホウレンソウ、冷凍サトイモ、塩蔵ラッキョウなどついては、実に輸入の九九%が中国からである。

表1　おもな野菜の輸入量　（単位:万 t）

	92	94	96	98	00
生鮮野菜	28.8	68.0	65.7	77.4	97.1
タマネギ	3.5	20.7	18.4	20.5	26.2
カボチャ	12.2	15.7	14.4	12.9	13.3
ゴボウ					8.2
ブロッコリー		7.2	7.4	7.5	7.9
ショウガ	1.6	2.8	3.1	3.0	4.8
ニンジン及びカブ	0.3	1.8	3.0	3.4	4.4
リーキその他ネギ属	0.6	0.8	0.9	1.8	4.2
シイタケ		2.4	2.4	3.1	4.2
冷凍野菜	42.1	52.9	63.3	73.2	77.3
バレイショ	15.9	17.6	22.8	26.7	27.3
枝豆	4.4	5.7	5.8	6.8	7.5
サトイモ	2.0	4.2	6.2	5.3	5.6
スイートコーン	4.0	4.4	4.6	5.2	5.1
ホウレンソウなど	1.1	2.2	2.7	4.6	4.5

（出典）野菜供給安定基金編『野菜輸入の動向 2000 年版』。

表2　おもな野菜の輸入国　（単位:万 t）

	92	94	96	98	00
総計	129.7	189.8	209.4	229.8	260.5
中国。	41.9	67.1	81.8	98.8	117.5
アメリカ	35.7	62.6	61.7	67.4	69.6
ニュージーランド	10.6	15.0	15.4	14.5	19.2
タイ	9.7	9.4	10.0	9.5	8.7
イタリア	1.9	2.4	4.0	5.8	6.7
台湾	11.2	8.6	7.6	5.1	5.9
メキシコ	4.0	5.1	7.4	6.6	5.8
韓国	1.2	1.8	1.9	4.6	5.6
カナダ	2.0	1.9	2.3	2.7	4.1
トルコ	3.0	3.6	3.5	2.2	3.7

（出典）表1に同じ。

輸入野菜の最大の特徴は、とにかく安いということだ。国産の半値前後という激安品が大量に入ってきたために、九九年の春ごろから翌年にかけて、国内で主要な野菜の価格が軒並み暴落し、生産農家は大きなダメージを受けた。東京都中央卸売市場の統計から九八年と二〇〇〇年の価格をみると、次のとおりだ。輸入ネギが一六五円から一〇六円に下がったのにともない、国産ネギの価格も三四八円から二一五円まで下がっている。また、生シイタケは輸入ものが一kg三五二円から二七二円に下がったのにともない、国産の価格も一〇八六円から九九八円まで下落した。

このため、日本政府は〇一年四月二三日、おもに中国から輸入されているネギと生シイタケ、畳表（イ草）について、日本では初めてとなるセーフガードを暫定発動した。これに対して中国政府は六月二二日、セーフガードの撤回を求めて、日本製の自動車、携帯電話、空調機器の三品目に対して特別関税を課する報復措置を発動。さながら「中日貿易戦争」（『人民日報』）の様相を呈している。

セーフガードというのは、WTO（世界貿易機関）の協定で定められた輸入制限措置のことだ。輸入の増加が国内産業に重大な損害を与え、または与える恐れがあるときに、関税の引上げや輸入数量の制限ができる。

暫定発動は、遅れれば回復しがたい損害を与えるような危機的な事態が存在する明白な証拠があるケースにかぎり、二〇〇日間を限度に輸入価格と国産の卸売価格の差まで関税率を引き上げられるというものだ。今回は、対外的な配慮から、九七～九九年の三年間の平均輸入量までであれば現行の関税率（ネギ三％、生シイタケ四・三％）でよいが、それを超えた場合にはネギ二五六％、生シイタケ二六六％相当の関税率を適用するという内容となっている。

しかし、「わが国は、自由貿易の最大の恩恵を受けている国」（平沼赳夫経済産業相）であるため、保護主義的なセーフガードの発動には国内外からの強い批判が予想された。だから、これまで発動に至ったケースは一度もなかったのである。にもかかわらず、今回に限ってなぜ暫定発動されたのか。その原因となった輸入野菜の激増はなぜ起きたのか。安全性は大丈夫なのか。そもそも、主食の米と野菜ぐらい輸入せずに自給できないのだろうか。

2　産地の悲鳴

産地壊滅前夜

平野部から少し小高い丘陵に上ると、一面にネギが植わっていた。大地はカラカラに乾いている。容赦なく照りつける強い日差しの下で、ネギたちはひたすら暑さと乾燥に耐えているように見えた。

九十九里浜に近い千葉県匝瑳《そうさ》郡光町。この一帯は、ネギの生産日本一の千葉県でも有数の産地である。きめ細かく規格をそろえた「ひかりねぎ」はブランド品として高値で取引きされ、京浜地区へのネギ供給基地のひとつとして発展してきた。だが、ＪＡちばみどり営農センターそうさの向後満課長によると、一九九九年の秋ごろから価格は乱高下を繰り返しながら低迷し始め、二〇〇〇年は平均で一箱（五㎏）一〇〇〇円を割り込むことも何度かあったという。

「輸入の影響であることはすぐにわかりました。私の試算では、農家の収入を時給一〇〇〇円で計算した場合の採算ラインが一箱一四〇〇円です。一〇〇〇円を割り込むということは、ファーストフードのアルバイトより安い低賃金で働いていることになります。そんな低い収入で、農業を続けようという気になると思いますか」（向後課長）

八〇ａの畑でネギを周年栽培している専業農家の山崎義則さん（三六歳）は、「去年の秋が一番深刻でした。農業はおもしろい仕事ですが、労働がきつい分、ある程度の収入がないと誰もやらなくなるでしょう」と言う。

ＪＡ管内のネギ生産農家は現在、二四〇戸。平均年齢は六二歳で、後継者はほとんどいない。向後課長は、価格の低迷によって高齢化した農家の廃業に拍車をかけ、新規就農者の意欲をそぐことを恐れている。新規就農者が出てこなくなれば、二〇年後にはもう産地は消滅してしまう。

ＪＡちばみどりでは、戸数の減少を逆手にとって、一戸あたりの規模を拡大して収量を上げるとともに、機械化を進めて生産コストをさらに削減することによって、生き残りを模索している。しかし、品質に大差がないうえに半値近い中国ネギが入ってきては、太刀打ちのしようがないというのが本音だ。山崎さんは憤りを隠さない。

「農家は企業努力をしていないと批判されるけれど、農産物は食べ物であって工業製品じゃないんです。このところの世論を見ていると、野菜は輸入もので十分、おまえら迷惑だから農業やめてくれ、と言われているように思えてならない」

シイタケの場合も、事情はまったく同じだった。生シイタケ日本一の群馬県でも中心的な産地である藤岡市。かつては一kg一二〇〇円前後と高値で推移したが、輸入量が一万トンを超えた九三年ごろから下がり始める。三万トンを超えた九八年には一〇〇〇円を切り、二〇〇〇年には一時は七五〇円前後まで暴落した。

藤岡市で栽培する松原甚太郎さん（三八歳）の場合、九一年ごろにハウスを設置した。その借金を一〇年がかりで返済しているために、採算ラインは一一〇〇円前後と、平均的な農家より一〇〇円ほど高い。業が成り立たない価格水準がずっと続いていることになる。

「私も含めて産地自体が息絶え絶えで、壊滅寸前と言わざるをえません。生産農家の多くは

高齢で後継者もなく、事態を改善する意欲もありません。あとは続けられるところまで作って、廃業するだけです」（松原さん）

ネギにしてもシイタケにしても国内有数の産地を取材したにもかかわらず、農家やＪＡ担当者の口をついて出てくるのは、絶望的な言葉ばかりだった。現にオクラについては、タイ産の流入によって産地が壊滅した前例がある。日本一のオクラ生産県である高知県の南国市周辺で、冬場にハウス栽培で生産していた農家がほぼ全滅し、廃業や転作を余儀なくされたのである。ネギとシイタケについても、産地壊滅前夜という印象を拭えなかった。

セーフガード暫定発動の背景

今回の取材で、生産農家やＪＡ関係者から口をそろえたように聞かされた話がある。前代未聞のセーフガード暫定発動にこぎつけたのは、自民党農林族の議員たちが選挙対策で強力に発動要請に動いたからだ、というのだ。はたして真相はどうだったのか。

調べてみると、一連の動きのウラには、一人の人物の存在があった。その名は、松岡利勝。セーフガードの対象品目となった畳表の生産量の九割を占める熊本県から選出された自民党衆議院議員で、江藤・亀井派に所属する農林族である。元農水省の官僚だが、その豪腕ぶりは有名だ。彼がセーフガードをやろうと思い立ったのは、二〇〇〇年夏のことだった。

「野菜価格の大暴落で農家は大打撃を受けていました。とくに地元熊本県植木町のスイカ生産農家やイ草生産農家の惨状を見て、このままでは日本の農業はつぶれてしまうと思ったのです」

表3　セーフガードをめぐる動き

2000年	
8月28日	JA佐波伊勢崎（群馬県）が理事会で要請決議
9月1日	JA佐波伊勢崎が県内市町村長・市町村議会に要請
9月	自民党農業基本政策小委員会（松岡利勝委員長）で激論開始
9月初旬	群馬県内のJAが要請行動
9月12日	JA全国集会で与党三党に要請
9月	首都圏のJAグループが各県と県議会に請願
10月4日	千葉県議会で請願採択
10月下旬	自民党農業基本政策小委員会が関係4省にセーフガード検討を指示
11月	全国のJAグループが要請行動
11月21日	セーフガード発動を求めるJAグループ全国集会
11月22日	農林水産省内にセーフガード検討部会設置
11月24日	谷洋一農水相、大蔵・通産両大臣に政府調査を要請
12月22日	ネギ、生シイタケ、畳表について政府調査を開始
2001年	
3月6日	日本チェーンストア協会がセーフガード反対を表明
3月7日	JA全中・原田睦民会長が日本チェーンストア協会に抗議の声明
3月9日	JA全中と全農が日本種苗協会に節度ある種子輸出を申し入れ
3月15日	JAグループ緊急集会
3月16日	松岡利勝農水副大臣訪中
3月21日	自民党農業基本政策小委員会で種苗業界幹部から事情聴取
3月30日	農水・財務・経済産業3大臣がセーフガード暫定発動で合意
4月1日	植物検疫強化
4月23日	セーフガード暫定発動（200日間）
6月22日	中国が報復措置として、自動車・携帯電話・空調機器に特別関税
7月3日	日中貿易摩擦で事務レベル協議
7月4日	WTO作業部会で中国の加盟承認確定
11月8日	暫定セーフガード期限切れ
11月中旬	WTO閣僚会議で中国の加盟承認予定

政府調査に先立つ九月早々、当時委員長をしていた自民党農業基本政策小委員会で、さっそくセーフガードを議題に据えた。そして、農水省・大蔵省（当時）・通産省（当時）・外務省の関係四省の担当者を呼びつけて、発動の可能性について調査を始めるよう指示を出す。

官僚たちは当初から「とても無理だ」という見解を頑なに主張したが、松岡委員長はセーフガードを発動している諸外国の事例を徹底的に洗い出させた。その結果、たとえば韓国が二〇〇〇年六月に中国からのニンニク輸入に対して発動したケースでは、九六年から三年間の輸入増加率は三・八倍にとどまっていた。これに対して日本のネギの場合は、九八年からの三年間で五・七倍（五年間では二五・三倍）に達し、よほど深刻であるという事実がわかってきた。

「徹底的に調べ、一カ月にわたって毎週のように激論を重ねたうえで、小委員会として各省にセーフガード発動を検討するよう要請したのです」

松岡委員長はこの後一一月に、農水省副大臣に就任。今度はセーフガードを発動する側の中心人物として、手続きを一つひとつ実現していったのである。〇一年三月に暫定発動を断行すると同時に、中国側の幹部と交渉を重ねて人脈をつくり、「九月を目途に二国間協議をまとめ、セーフガードの本発動は回避する」というのがシナリオだった。ところが、四月の小泉内閣誕生で副大臣を降板。シナリオは、宙に浮いた状態になる。

首謀者である松岡代議士の胸中で、参院選対策としての比重がどれほどだったかはわからない。いずれにせよ、今回のセーフガードをめぐる一連の動きは、やはり現場の憶測どおり、松岡代議士を中心とする自民党農林族が仕掛けたことだったのである。

3　輸入野菜はなぜ激増したか

急増した種子の輸出

二〇〇一年三月末に開かれた自民党農業基本政策小委員会で、自民党側は種苗業界の幹部を出席させ、説明を求めた。日本種苗協会によると、二〇〇〇年の中国に対する野菜種子の輸出量は二〇七トンで、一九九五年の二・五倍に急増している。これについて、業界幹部は「大半は中国国内の消費用で、対日輸出には使われていない」と弁明したが、出席した議員は納得せず、責任を追及した。

「日本の種子がなければ、外国での日本向け野菜はできないはずだ」

「企業利益ばかり追求せず、国内産地の育成も考えるべきだ」

ある農水省関係者はこの日の委員会を、「業者の吊るし上げだった」と苦り切った表情で振り返る。ＪＡグループからの申し入れや自民党の圧力に窮して、日本種苗協会は国内産地と競合する種子輸出の自粛を表明。〇一年一月から五月までのネギ種子の対中国輸出量は二一・二トンと、前年同時期に比べて五分の一に激減した。

開発輸入の実態

なぜ種子が問題になるかというと、日本に輸入される野菜の多くが開発輸入という形で現地生産されているからだ。野菜供給安定基金が九九年に実施した中国山東省の現地調査によると、日本向け輸出用ネギの場合、日本の種苗会社から種子を買い、日本の商社や種苗会社の技術者が栽培指導を行い、食品公司《コンス》と呼ばれる現地の加工企業で日本の規格に合った形で選別される。食品公司は中国資本や日中合弁の企業が多いが、生産・輸入を仕切っているのは日本の商社や食品メーカーなのだ。調査に同行した日本施設園芸協会の高澤良夫技術担当部長は、こう話す。

「現地の加工企業は、日本側の注文に従って集荷段階で選別したうえに、工場でさらに歩留り率が三割という厳しい選別を行って、品質を確保している」

つまり、よく言えば、中国に土地と労力を提供してもらって日本人が食べるネギを作らせてもらっていることになる。だが、見方を変えれば、経済的な植民地にしているわけだ。

こうした開発輸入で急成長した代表的存在が、ユニクロで知られるカジュアルウェア専門店のファーストリテイリング社だ。野菜だけをとってみても、中国のネギをはじめ、ゴボウ、シイタケ、ニンニク、ショウガ、サトイモ、エンドウ、台湾の枝豆、韓国のトマト、ニュージーランドのカボチャなど、枚挙にいとまがない。

開発輸入のメリットは、何といっても人件費や土地代などの経費が破格に安いことにつきる。厚生労働省が出している『海外情勢報告』によると、九九年に製造業で働く労働者の一カ月の平均給与は日本が二八万二一一七円（ボーナスは含まない）であるのに対し、中国は八九三七円にすぎず、何と三〇分の一以下となっている。

農水省の調査では、ネギの場合、国内の小売価格が一kgあたり約四三〇円だとすると、生産農家の手取りは約一〇〇円になる。一方、中国産は、農家の手取りが一kgあたり一七円にすぎないために、船賃を含めた輸送費や関税、くん蒸費用がかかっても、小売価格は二一四円にとどまるのである（一〇二ページ図2）。

「現地に持ち込まれている野菜の品種や栽培方法は、日本の農業関係者が長年にわたって培ってきた努力の賜物です。そうした膨大な先行投資を何ら負担しない開発輸入は、ただ乗り以外の何ものでもない」と訴えるのは、農水省の外郭団体である食品流通構造改善促進機構（以下、食流機構）の白石吉平常務だ。そして、白石常務は、こうした開発輸入という方法そのものについて疑問を投げかける。

図2　輸入ネギと国産ネギの流通段階別価格（1kgあたり）

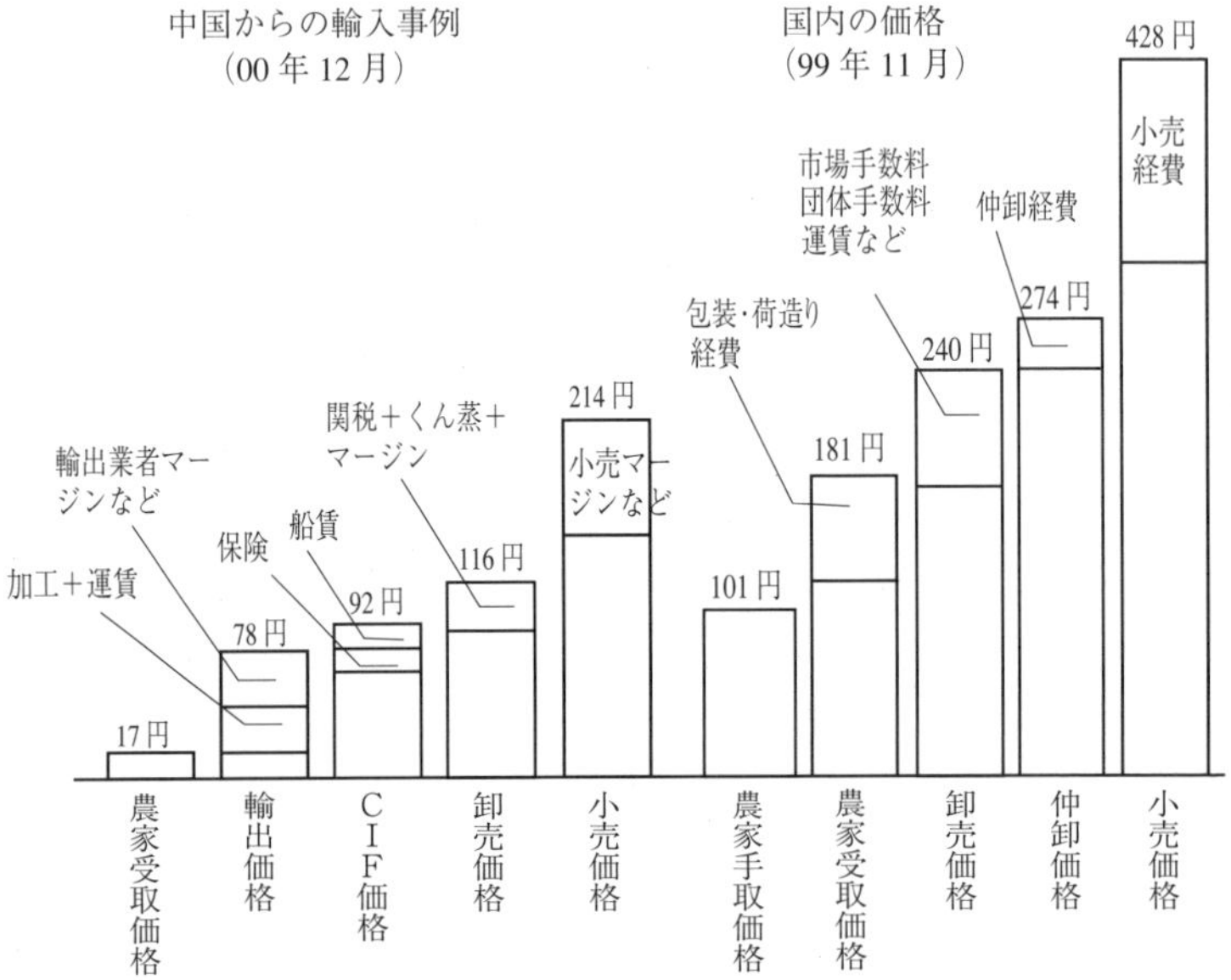

（注）2000年のCIF価格（運賃・保険料込みの価格）、卸売価格（東京都中央卸売市場）をもとに関係業界からの聞き取り調査。なお、小売価格は、00年11月〜12月に実施した原産地表示等調査。
（出典）「野菜の輸入と諸外国の生産状況等について」農水省資料、2001年3月。

「現地の賃金はいまは確かに低いですが、あっという間に上がってきます。ということは、開発輸入で利益を得られるのは、当事国が発展途上で一時的なコストギャップが生じている期間に限られるわけです。価格が安いことが消費者の利益になると言いますが、食料の安定供給につながらないだけでなく、国内農業の発展の芽を摘み取ってしまいかねないのですから、むしろ消費者の利益を害するといったほうがよいでしょう」

ネギ・バブル崩壊の真相

では、開発輸入はなぜ増えたのか。中国産が九九％を占めるネギの場合、中国での開発輸入が始まったのはそう昔のことではない。

先鞭をつけたのは、大阪府吹田《すいた》市に本社のある野菜専門商社、大阪丸促《まるぞく》青果である。同社が上海市のいくつかの村にネギ栽培の話を持ちかけ、試行期間を経て輸入に乗り出したのは、国内産の不作で価格が暴騰した九四年のことだった（中国では、人民公社とその下部組織である生産大隊・生産隊によって農業生産が行われてきたが、八〇年代前半に人民公社は解体。人民公社は日本の町村役場にあたる「郷鎮」に、生産大隊は「村」になった。村には行政の末端組織である村民委員会が置かれている）。種子は東京に本社のある協和種苗から買い付けたが、技術指導は大阪丸促青果が独自に行った。

この後、九七年までのネギの輸入はほぼ大阪丸促青果一社の独占状態で、財務省の貿易統計によると多い年には一〇〇〇トンを超える生鮮ネギが輸入されている。九八年に入ると、台風などの気象災害によって、再び輸入ネギの価格が一kg二〇〇円前後から一気に四〇〇円前後まで暴騰。商社側にとっても、現地の生産農家・加工企業にとっても、「おいしい商売」は絶頂に達したのである。まさに、ネギ・バブルだ。

ところが、悲劇はすぐにやってきた。価格暴騰に弱りきった外食産業やスーパーなどの意向を受けて、多くの商社や食品業者が新規に参入。野菜の輸入などやったこともない投機的な業者や、はては一攫千金を狙う在日中国人のベンチャーまで加わって、大混乱になった。大阪丸促青果の和中信行社長は言う。

「うちが契約栽培している村にも、いろんな人脈をたどってネギを横流しするように圧力がかかりました。なかには、警察や輸出検疫官のルートから横流しを強要してきた例もあり、モラルも何もないひどい状態でした」

各社はそれぞれのルートで開発輸入の商談をまとめるとともに、手に入るネギは手当たり次第に買い付けたために、傷んだり葉がちぎれたりした規格外品が数多く混入していたという。こうして、翌九九年の輸入量は一気に二万トンを超え、国内価格は一転して一kg二〇〇円前後まで大暴落。にもかかわらず、多くの商社が輸入を続けたために、完全な無秩序状態に陥った。

「消費者は安いネギが手に入ってよかったかもしれないが、原価もいかないわけですから、輸入業者は何のために輸入しているかすら、わからない状態でした。そのとばっちりを受けたのが、国内の産地だったんです」（和中社長）

ネギの場合はきわめて特異なケースではあるが、輸入激増の裏には、金儲け至上主義でモラルなき業者たちの暗躍があった。そして、セーフガードの暫定発動は、少なくとも輸入をめぐる無秩序状態が解消された点では、大きな意味があったのである。

国内産地を見限った専門商社

野菜全体の推移を見ると、プラザ合意で円高が始まった八五年から冷凍野菜の輸入が増加

図３　生鮮野菜の輸入量と国産野菜の収穫量・出荷量の推移

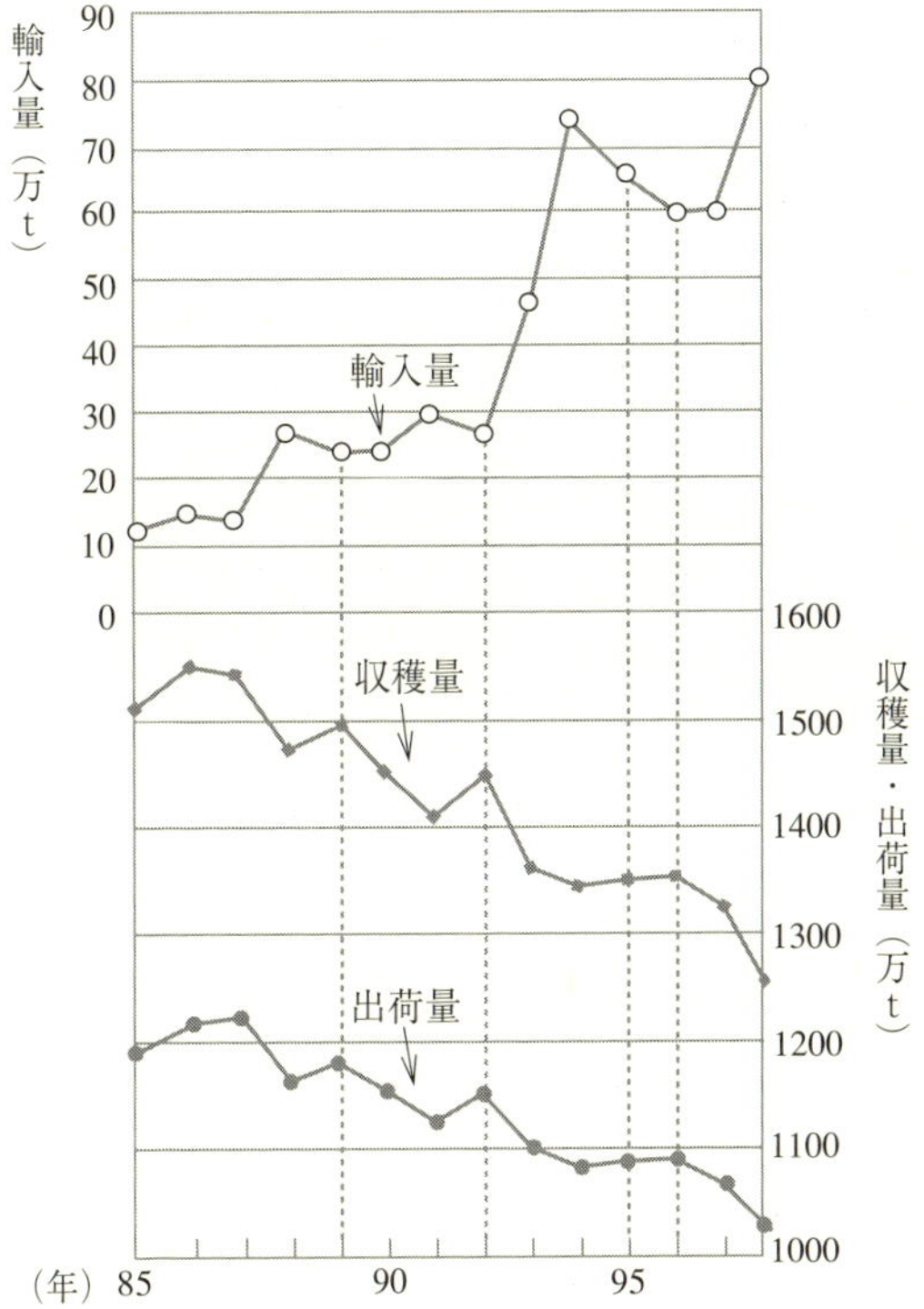

（注１）「野菜生産出荷統計」（農林水産省旧官房調査課資料）による。
（注２）輸入量は会計年度（４月～翌年３月）、収穫量・出荷量は生産年度（多くの品目で４月～翌年３月）である。
（注３）キノコ類とイモ類を除いた。
（注４）収穫量と出荷量に差があるのは、収穫しても規格外だったり、市場価格が安すぎたりして、出荷されない野菜も多いからである。
（出典）藤島廣二教授の作成資料。

し、記録的な不作となった八八年から生鮮野菜の輸入が急増する。東京農業大学の藤島廣二教授はこう分析する。

「特徴的なのは、国内の生鮮野菜の収穫量が減ると必ず輸入が増え、収穫量が増えると必ず輸入量が減少してきた点です。少なくとも生鮮野菜については、国内の不作に乗じて輸入野菜が増えてきました」

こうした推移について、当事者である輸入業者はどう見ているのだろうか。大手外食チェーンやスーパーなどに野菜を供給している青果物専門商社のワタリは、「適地適作」という理念を掲げて、七二年の創業以来、ずっと国内で産地を開拓してきた。ところが、八〇年代末から方針を転換。現在は中国やタイ、ニュージーランドなど環太平洋九カ国の大規模農家と栽培契約を直接交わし、生鮮野菜を輸入している。ワタリはなぜ、輸入を始めたのか。

理由のひとつは、国内産地の対応だった。ワタリ営業推進本部の渡利圭太本部長は「国内産地の頑なな姿勢が、国外に出ようと思った要因のひとつだ」と話している。生産農家は当時、農協の共販（共同販売）で卸売市場に出荷するという決まったルートをはずれることを嫌い、社員が産地を回ると名刺を投げつけられたこともあったという。

藤島教授によると、農協は八〇年代後半から、多数の市場に出荷する一元集荷・多元販売の販売戦略を転換し、大規模な中央卸売市場に出荷先をしぼるようになった。というのも、大量に品物を出すことを武器に販売していこうとする場合、出荷先をしぼり込んで価格形成能力を高めるのが有利な販売戦略であったからだ。ワタリが直面した「農協のカベ」には、こういう背景があったのだ。

ところが、販売戦略の転換は意外な結果を生む。出荷先がしぼり込まれた結果、国内産地からの供給が不安定になった大分市や沖縄県、岐阜県など地方にある中央卸売市場（輸入野菜のシェアが多い順）が、不足分を手当てするために輸入野菜を扱うようになってしまったのだ。

「農協の共販のジレンマというか、取り残された地方の中央卸売市場が輸入物を多く取り扱うようになって、農協は自分の足元をすくわれる結果になったのです」（藤島教授）

もうひとつの理由は、取引き先であるスーパーや外食産業のニーズだ。彼らが求めたのは、一年を通じて（周年化）、毎日決まった時間に、決まった量を、安い価格帯で供給する（定時・定量・定価格）ことだった。たとえば、主力商品のひとつであったアスパラガスを供給するために、ワタリは国内産が旬である五月・六月以外については、アメリカやオーストラリアなどから開発輸入することで取引き先のニーズに応えたのである。

「野菜作りは自然が相手ですから、台風を止めろといっても無理なんです。だから、外食チェーンや量販店が収穫量の変動によって一週間ごと、季節ごとに価格を変えられる仕組みをつくっていれば、何も問題なかった。ところが、原価も生産の都合さえもおかまいなしに商品

の価格を固定してしまったために、安定した供給を求めて海外に出ざるをえなかったのです」（渡利本部長）

構造化する欲望

ファミリーレストランの「すかいらーく」「ガスト」「バーミヤン」などで知られるすかいらーくは、グループで二三八〇店舗（〇一年七月末現在）を展開する巨大な外食チェーンである。二〇〇〇年の売上高は、二四二一億円にのぼる。生鮮野菜については、九九年から輸入ものを扱っている。

輸入野菜の取扱い量や国産との比率についてはノーコメントだったが、たとえば、レタスについては、国内産地が不作で調達不能になった事例を教訓に、常に五％前後は輸入ものを使う体制を整えている。また、冷凍ホウレンソウは中国産を使っている。野菜を含めた食材の調達戦略について、すかいらーく総合本部の鈴木誠マネージャーは、こう説明する。

「最大の目標は、メニューの食材を切らさない安定供給です。価格も時価で販売するわけにはいきませんから、決まった価格帯の維持が目標になります。したがって、低価格で安定的に供給するシステムをつくらなければなりません」

中華ファミリーレストランのバーミヤンは、食材の多くを中国から調達する方針だ。

「中国は土地が広大で労働コストは安く、年間を通じて産地を変えていくことで、安定した供給体制が取れます。国産と品質面でも変わらない野菜ができるうえに、価格も安いわけですから、お客様へのメリットも非常に大きいのです」（鈴木マネージャー）

商社を通さず、アイクという関連会社を中心に自社グループで国内外の産地を開拓する「究極の開発輸入」戦略を展開しているのは、イオン（旧ジャスコ）だ。

ダイエー・イトーヨーカ堂とともに日本の三大スーパーのひとつであるイオンは、グループで七五〇店舗のスーパー（〇一年二月末現在）を展開しているが、世界トップのウォルマート（アメリカ）やカルフール（フランス）に対抗するために、地球規模で「ベストリソース（最適な産地）」を探す戦略を採っている。海外では中国、アメリカを中心に、韓国、フィリピン、ニュージーランド、オランダ、果ては南アフリカのレモンやロシアのカボチャまで、世界一七の産地で青果物を契約栽培し、二〇〇〇年には年間五四二九トンの野菜を輸入した。

たとえば、ネギについては九四年から中国での開発輸入に取り組み、九八年ごろからは国産と変わらない品質が生産・出荷できるようになったという。二〇〇〇年の輸入量は五六トンに上った。また、北米の広大な農場で生産した安価なジャガイモを中国の工場で加工し、冷凍ポテトとして輸入している。

コーポレート・コミュニケーション部の末次賢一さんは、次のように指摘した。

「価格の平準化が、大きな目的のひとつです。普通なら一五八円から一九八円の価格帯にあるネギが、二九八円まで上がることがあります。相場や不作を理由に価格がぶれるのは、お客様にとって不満の原因と考えます。価格高騰のひとつの原因は、日本の風土・気候にあります。関税や品質の保持など手間とコストはかかりますが、このリスクを避けるために、自社グループでの地球規模の開発輸入に取り組みました」

こうした考え方も理解できないわけではない。しかし、どうだろう。たとえば、一年のうちでサラダにレタスが入らない時期があっても、顧客がそんなに文句を言うだろうか。自然のサイクルを無視した生産・供給システムには、必ず無理が生ずる。こと食べ物については、自然の摂理とうまく折り合いをつけていく必要があるのではないか。

さて、日本の野菜需要のうち家庭での消費はいまや四五％にすぎず、全体の五五％は外食・中食（調理食品）産業や加工食品産業などの業務用需要が占めている。農林中金総合研究所基礎研究部の蔦谷栄一部長はこう分析する。

「食の外部化にともなって、外食・中食などの業務用需要が増えていることが、輸入野菜が激増している大きな要因となっています。また、スーパーなどが旬を無視して低価格の野菜を周年供給する戦略をとっているため、国境を超えた集荷が不可欠になっているのです。かつての野菜輸入は不作や端境期《はざかいき》の品不足を補う一過性のものでしたが、現在はそうではありません。野菜の輸入は構造的なものであり、東アジアでの食料供給の相互補完関係が形成されつつあると言ってよいと思います」

外食・中食産業やスーパーの戦略というのは、要するにわれわれの潜在的な欲望の投影にすぎない。末次さんは「旬の野菜を旬に食べるのが一番のぜいたくです。でも、多少質が落ちてもクリスマスにイチゴが食べたい、野菜を一年中ほしいというお客様のニーズがあります」と話した。要するに、いつでも、どこでも、おいしくて安いものが食べたい、などというわれわれの身勝手極まりない欲望が、野菜輸入の激増を招いたのである。

4　危ない輸入野菜

くん蒸される輸入野菜

野菜の輸入には、植物検疫という関所がある。国内の農業生産に被害をもたらす病害虫を水際で防除するのが植物検疫の役割で、国内の港と空港七五カ所に、七八三人の植物検疫官が配置されている。貨物や携帯品、郵便物などをチェックし、苗木などについては一定期間ほ場で栽培して病害虫の有無を調べる隔離検査を行うケースもある。

植物検疫によって、どの程度、病害虫が摘発されるのだろうか。横浜港の検疫データを見て、驚いた。不合格のケースがべらぼうに多いのである。

たとえば、二〇〇一年五月七日から一三日の週で、横浜港に陸揚げされたニュージーランド産のタマネギ四一九トンがすべて不合格。四月九日から一五日の週で、中国産のネギ一四二トンのうち一二六トン（八九％）、中国産のタマネギ一五〇トンのうち一一六トン（七七％）が不合格。一月一日から七日の週で、アメリカ産のタマネギ六六三トンが全量不合格となっている。これについて、横浜植物防疫所の統括植物検疫官は言う。

「いずれも、ネギアザミウマの成虫とアザミウマ科の幼虫が見つかったためです。不合格になると、くん蒸するか廃棄するかを輸入者が決めますが、このケースはいずれも全量がくん蒸されています。大量の不合格が出るのは、珍しいことではありません」

農林水産省の植物検疫統計によると、二〇〇〇年に輸入された野菜（生鮮と冷凍の一部）の検疫件数は一三万七七五八件で一二〇万七七三八トン（一〇〇％）。このうち消毒（くん蒸）が三五万一三四九九トン（二九％）、廃棄が一二九二トン（〇・一％）となっている。全体の三割がくん蒸されたことになるが、アメリカ産は五四％、ニュージーランド産は五三％と高い。

くん蒸とは、殺虫剤でいぶして害虫を退治することだ。輸入先国・品目を個別にみると、アメリカ産のタマネギ一四万一七一九トン（八四％）、ニュージーランド産のタマネギ四万九九六三九トン（九三％）がくん蒸されている。また、中国産のネギ一万一三三八トン（三一％）がくん蒸され、三五トンが廃棄されている。このほか、アメリカ産のブロッコリー二万三六四二トン（三五％）、中国産のキャベツ五三六五トン（四五％）、メキシコ産のアスパラガス四二九三トン（八八％）がくん蒸されている。

日本の場合、くん蒸に使われている薬剤は、害虫によって二種類ある。ひとつは、アザミウマ、アブラムシ、カイガラムシなどに使われる青酸ガス。もうひとつは、ガの幼虫やハモグリバエなどに使われる臭化メチルである。

青酸ガスはくん蒸後すぐに揮発してしまい、野菜に残留することはほとんどないと言われるが、問題は臭化メチル（メチルブロマイド）だ。化学物質による食品汚染に詳しい国際基督教大学の田坂興亜教授は、その問題点を指摘している。

「臭化メチル自体は気体なので飛んでしまいますが、タンパク質や脂肪と反応して臭素の化合物として残留するので、要注意です」

臭素には、慢性的に摂取した場合、発疹や精神機能障害を起こす毒性がある。このため、四四種類の農産物について、食品衛生法で総臭素として二〇～一八〇ppmの残留基準が設定されている。東京都立衛生研究所が一九九八年に実施した検査では、イチゴ・チェリー・バナナなどの輸入果物、玄そばや小麦粉、トウモロコシ粉などの穀類、紅茶やウーロン茶から一～三九ppmの臭素が検出されている一方で、野菜については検査されていない。

その理由について、東京都食品保健課では「野菜の残留基準が設定されていないため」と答えているが、これは明らかに問題だ。これだけくん蒸を受けているのだから、早急に残留基準を設けると同時に、検査も行うべきである。

臭化メチルは土壌のくん蒸剤としても使われているが、フロンガスなどとともにオゾン層を破壊する化学物質のひとつであるために、〇五年までに段階的に削減・全廃することがモントリオール議定書で決まっている（植物検疫は例外として、土壌くん蒸の全廃後も使用が許されている）が、実際には進んでいないのが実情だ。

中国産輸入野菜から基準を超える農薬を検出

農産物を収穫した後に、貯蔵するためにもう一度農薬を散布するポストハーベストの危険性が社会問題になったのは、もう一〇年以上も前のことだが、輸入野菜の残留農薬はどうなっているのだろうか。農民運動全国連合会（以下、農民連）の食品分析センターが二〇〇〇年一〇月から一二月にかけて、国内のスーパーなどで売られていた中国野菜について調べたところ、さまざまな残留農薬が検出された（表4参照）。

たとえばゴボウからは、残留基準値の〇・二ppmを大幅に上回る〇・六九ppmのBHC

表4　中国野菜の残留農薬分析結果　（単位ppm）

品　名	原産地	農薬名	分析結果	残留基準値
ゴボウ①	中国	T-BHC	0.69	0.2
ゴボウ②	中国	農薬を検出しない		0.2
スナックエンドウ	中国	キャプタン	0.009	なし
キヌサヤエンドウ①	中国	pp.DDE	0.002	0.2
キヌサヤエンドウ②	中国	農薬を検出しない		0.2
キヌサヤエンドウ③	中国	pp.DDE	0.001	0.2

（注）検体は都内スーパー、小売店で2000年9月下旬から10月上旬にかけて購入。
（出典）農民運動全国連合会食品分析センターの分析結果（2000年10月18日）。

が検出された。ＢＨＣは有機塩素系殺虫剤のひとつで、ヒトのリンパ球に染色体異常を起こすことがわかっている。発ガン性があるために、日本では七一年に農薬としての使用が禁止された。人体には、頭痛や吐き気のほか、呼吸困難、性機能障害などを起こす。

キヌサヤからは、残留基準値内ではあるものの、同じ有機塩素系殺虫剤のＤＤＴの一種であるＤＤＥが検出されている。ＢＨＣと同じくヒトのリンパ球に染色体異常を引き起こし、発ガン性があるために、日本国内では八一年にすべての用途で使用が禁止された農薬だ。残留性が高く、いまでも微量ではあるが、人体から検出されている。

スナックエンドウからは、催奇形性のある有機塩素系殺菌剤のキャプタンが検出されたが、これについては残留基準値すら設定されていないのでチェックのしようもない。

また、冷凍ホウレンソウのなかには、ＤＤＥやＢＨＣをはじめ、やはり発ガン性があるクロルピリホスやシペルメトリンなど六種類もの残留農薬が同時に検出された異常なケースもあり、農薬まみれの野菜生産の一端がうかがえる。

さらに、東京都立衛生研究所の調査では、九七・九八年度に中国から輸入したサヤエンドウやホウレンソウなどから猛毒のパラチオンやパラチオンメチルが、残留基準値以下とはいえ検出されている。

「日本向けの野菜については、自分たちが食べるものではないし、日本の港で害虫が見つかるとくん蒸され、費用がかかる。それを防ぐためにも、使用禁止の農薬を含めて多量の農薬を使っているのではないか」（農民連食品分析センターの石黒昌孝所長）

田坂教授によると、中国でも八二年に農薬を登録・規制する制度ができると同時に、ＢＨＣやＤＤＴ、有機リン系の殺虫剤であるメタミドホスなどについては使用禁止になっている。国内での農薬使用状況はよくわかっていないが、農林中金総合研究所の阮《ルアン》 蔚《ウェイ》副主任研究員は、こう話している。

「二〇〇一年になって、農産物の安全性を重視する農産物無公害プロジェクトが始まりました。これからは農薬の使い方なども厳しくなるわけですが、逆に言えば、これまではかなりズサンな使い方がされていたと推測できます」

腐らないシイタケの謎

群馬県藤岡市のシイタケ農家・松原甚太郎さんと話しているとき、妙な話を聞いた。あるシイタケ農家が実験したところ、中国産のシイタケは腐らないという気味の悪い結果が出た、というのだ。

「国産と中国産の干しシイタケを水に入れたビーカーに浮かせ、ラップで封をして置いておくと、国産は三日で黒くなり、一週間で水に溶け出したが、中国産は五〇日経っても形が崩れないという話でした。中国産の入った段ボールを開けると、強烈な臭いが鼻を突きます。おそらく防腐剤のような化学物質が大量に散布されているのではないでしょうか」（松原さん）

情報の出所がどこなのか取材を続けた結果、二〇〇〇年九月にキノコ専門の情報誌『全国きのこ週報』（農業経済新聞社）に記事が掲載されていたことがわかった。干しシイタケの生産量で日本一の大分県の栽培農家が匿名で投稿し、事実を告発していたのだ。中国産シイタケが腐らないという話は、九八年ごろから関係者の噂になっていたが、この記事を契機に、全国のシイタケ農家や関係業者が胸のうちに秘めていた疑問を確信するに至ったのである。

この告発について、大分県きのこ研究指導センター指導部の有馬忍主査は「センターでも同じ実験をした結果、中国産が腐らない事実は確認していますが、その化学物質が何かは特定できておらず、尻尾がつかめない状態です」と話している。また、大分県のある担当者の話では、農水省や関係機関に事実関係を調査するよう何度かお願いしたが、「事実を明らかにすると、国産のシイタケにも悪い影響が出る」という不可解な理由で、暗に事実の隠蔽を示唆されたという。

松原さんたちが〇一年三月に、群馬県選出の谷津義男農相にセーフガード発動を直訴したときに、谷津農相は「中国産シイタケのことは知っている。現在、関係機関で調査中だ」と答えたということだが、調査結果はいまだに明らかになっていない。中国産の危険性を知っていながら公表しないのは、消費者である国民に対する背信行為以外の何ものでもない。

高濃度のホルムアルデヒドを検出

中国産シイタケに使われている化学物質は、いったい何なのだろうか。

取材を続けるうちに、福建省などで日本向けシイタケの栽培指導をしている技術者K氏に話を聞くことができた。K氏によると、九〇年ごろから菌床栽培でシイタケを生産している農家と接触するようになったが、栽培環境も菌床に使う原料も衛生面で劣悪な状態にもかかわらず、そこそこ栽培できていることが不思議だったという。

シイタケの栽培には、原木栽培と菌床栽培の二つの方法がある。原木栽培は、クヌギやコナラなどの木を一ｍ程度に切った原木に小さな穴をたくさん開けて、シイタケの菌を打ち込む。これに対して菌床栽培は、おがクズに水分と米ぬか、フスマなどを加えてポリプロピレンの袋に入れ、高温殺菌した後、シイタケ菌を接種した「菌床」で栽培する。シイタケ菌は雑菌に弱いために、菌床栽培の場合は、栽培環境や菌床の衛生状態の良し悪しが栽培のポイントになる。ちなみに、日本に輸入される中国産シイタケの九割は菌床栽培と推定されている。

「シイタケは雑菌に弱い反面、農薬に強いため、農薬の使用が疑われました。そこで、日本の生産者団体などがあらゆる農薬の検査をしましたが、何も出なかったのです」（Ｋ氏）

現地の農家は、親しくなってもその秘密を絶対に教えない。だが、化学物質のビンが農家の軒先にころがっていることに気づいた。ラベルに書かれている中国語を書き写して専門家に見せると、ホルムアルデヒドであることがわかる。

そこで、関係しているメーカーをとおして九五年に、厚生労働省の指定検査機関である日本食品分析センターで、シイタケのホルムアルデヒドを分析してみた。その結果、予想どおり、乾シイタケで三九〇～七六〇ｐｐｍ、生シイタケで一七〇〇～二二〇〇ｐｐｍという、高い値のホルムアルデヒドが検出されたのだ。

ホルムアルデヒドは水に溶けやすい性質をもち、その水溶液をホルマリンという。理科の教室にあったホルマリン漬けの生物標本と言えば、おわかりだろう。殺菌剤や防腐剤のほか、接着剤や樹脂の原料として使われているが、もともと毒物及び劇物取締法の対象となる毒物だ。食品衛生法によって、食品への添加は禁止されている。

ただし、天然成分として、いくつかの食品には含まれている。たとえば、キュウリやきくらげで二ppm、生シイタケで五四ppm、乾シイタケで二四四ppmなどだ。この程度であれば、食べる量の加減や調理の仕方の工夫によってかなり除去できるので、人体には問題ないとして、食品衛生法の適用除外とされている。ところが、分析結果は天然成分の値と比べて、乾シイタケで一・五～三倍、生シイタケでは三〇～四〇倍という異常に高い濃度となっていたのである。

ホルムアルデヒドの人体への中毒症状としては、目や鼻への刺激によるクシャミやせきなどのほか、じんましん、消化器の壊死、神経節細胞の破壊などがあげられる。最近では、頭痛や吐き気などの症状を引き起こすシックハウス症候群や化学物質過敏症の「主犯」として、室内汚染が問題になっているのは、よく知られている。

「中国産の箱を開けると目が痛いし、異臭がする、あるいは食べると苦いといった事実は、これで説明がつきました。九八年の検査では、一二〇〇～七〇〇ppmと値が下がってきました。現地のシイタケ生産農家が自分たちで工夫して高温殺菌に近い方法を取り入れたり、ホルムアルデヒドの使用量を減らしたりしているからです。とはいえ、まだ高い濃度で含まれてい

表5　国産シイタケと中国産シイタケの残留化学物質

	群馬県産	福島県産	中国産 A	中国産 B	中国産 C
ヒ素(ppm)	0.05	—	0.58	0.85	2.98
鉛(ppm)	—	0.31	1.08	0.98	3.69
カドミウム(ppm)	—	—	0.68	0.43	1.76
水銀(ppm)	—	—	—	—	0.32
安息香酸系	—	—	—	+	±
過酸化水素	—	—	±	—	—
パラフィン系物質	—	—	—	+	—

(注1) 国産は2000年10月に、中国産Aは10月に前橋市で、中国産Bは11月に世田谷区で、中国産Cは9月に福岡市で購入した。
(注2) —は検出限界以下。±は+とは言えないが痕跡があり、科学的に—とは言いきれないケースを指す。
(出典) 江口文陽助教授の分析結果。

るものがあります」(K氏)

シイタケ菌の殺菌にホルムアルデヒドを使うなどということは、日本では常識としてありえなかった。いわば、こちらの盲点をつく形で一〇年以上にわたって、高濃度に汚染された中国産シイタケが国内に流通してしまったのである。

このほか、高崎健康福祉大学の江口文陽助教授の調査では、福岡市で購入した中国産から、シイタケ加工食品の規格基準の二ppmを超える二・九八ppmのヒ素が検出されたのをはじめ、鉛が三・六九ppm、カドミウムが一・七六ppm、水銀が〇・三二ppmと、国産ではほとんど検出されない重金属が高い濃度で検出された(表5)。

「シイタケ生産に使う人工おがくずの原木が重化学工業地帯の近郊にあって、汚染されたためではないでしょうか」(江口助教授)

お寒いチェック体制

それにしても、こうした危ない輸入野菜がなぜ、国内に入ってきてしまうのだろうか。野菜を含めた食品については、全国の主要な港や空港三一カ所に設置された厚生労働省の検疫所が、水際での検査にあたっている。ところが、輸入野菜だけで三〇〇万トン近くもあるにもかかわらず、食品衛生監視員は総勢二六四人にすぎない。ちなみに、食品衛生監視員は食品の安全性をチェックする厚生労働省の職員で、病害虫の防除を仕事とする植物検疫官（一一ページ参照）とは異なる。現在の人員体制の問題点について、税関行政研究会の大槻敏彦事務局長は指摘する。

「九九年の統計で、食品衛生監視員が自ら行った行政検査は全体のわずか三・五％、指定検査機関への委託検査を含めても検査率は全体の七・七％にすぎません。検査率は一〇年前の半分以下に落ち込み、輸入の激増にほとんど対応できていないのが実情です」

これに対して、厚生労働省食品保健部の梅田浩史衛生専門官は「すべての食品について書類審査を行っており、過去に違反のある業者については一〇〇％命令検査を実施しています。事前の輸入相談や情報収集で違反を未然に防ぐ努力もしているので、問題ない」と話している。だが、八九年の一八・一％をピークに毎年、検査率が下がっている現状を「問題ない」と言い切るのには無理がある。

さらに情ないのは、こうした水際検査で、たとえば残留農薬が基準値を上回るケースが見つかっても、都道府県への通告までに一〜四カ月もかかっている点だ。ホウレンソウやキヌサヤ、ハクサイなどについては、基準値を超えながらまったく回収されない事例もあったことが、総務省行政評価局（前の行政監察局）の監察によって、明らかになっている。この監察結果を受けて、厚生労働省では二〇〇〇年末から「一カ月以内を目標に、ホームページで公開する」ことにしたが、残念ながら生鮮野菜は一カ月後でも、とっくに消費者の腹の中に納まっている。

つまり、中国の産地で使用禁止のものも含めて大量に農薬を投入するような無茶苦茶な栽培で野菜を生産していても、ほぼノーチェックで日本の国内市場に出回ってしまうというわけだ。中国野菜は確かに激安だが、安さばかりに目を奪われていると、とんでもない危ない代物を食わされるハメになりかねないことを忘れてはならない。

5　野菜自給への処方箋

輸入野菜の四つの問題点

国産の野菜より三〜五割も安く、しかも品質もそんなに劣らないのだから、選択肢として輸入野菜があってもいいじゃないか、という意見の消費者も少なくないだろう。だが、農水省農林水産政策研究所の篠原孝所長は「ノー」と答える。輸入野菜はなぜ、ダメなのか。

農業をベースにした地産地消（地場生産・地場消費）による循環型社会構想を提唱する篠原所長は、四つの面で輸入野菜の問題点を指摘する。

第一は、遠距離輸送による野菜の汚染である。すでに見たように、消費者は遠距離輸送の代償として、残留農薬やポストハーベスト、くん蒸、殺菌剤や添加物などの危険を背負い込むことになる。このほかにも、病害虫や細菌、カビ毒などの侵入や放射能、遺伝子組み換えなど、さまざまな汚染のリスクに曝される。

第二は、食料の自給力を低下させることである。日本人は最近でこそ、肉や魚、乳製品をふんだんに食べ、和食でも洋食でもOKのグルメ人になったが、つい五〇年前までは一汁二菜の質素な食事が基本だった。逆に言えば、米と野菜があれば、生きていけるのだから、この最低ラインを放棄してはならないのである。

第三は、国内の農業破壊である。農業には、環境の保全機能をはじめ、景観、地域の文化との密接なつながりなど、生産効率だけでは計れない重要で豊かな側面がある。それを、安さと効率だけで破壊してしまっていいのだろうか。

第四は、環境汚染である。輸送にともなう石油の浪費が地球の温暖化につながるだけでなく、輸入国に大量の廃棄物が溜まるというデメリットがある。日本は金額ベースで世界一の輸出大国であるが、重量ベースでみるとまったく違う現実が見えてくる。一九九八年の統計によると、輸入量が七億トンであるのに対し、輸出量は一億トンにすぎない。つまり、差し引き六億トンが廃棄物として国内に残るのである。「これでは、いくらリサイクル関連法をつくっても根本的な解決にはならない」と篠原所長は言う。

「食べ物はいのちを育むものであって、工業製品とは違います。それを工業製品と同じものとして扱い、大量生産・大量輸送しようとしたところから、歪みが始まっているのです。最近は工業製品だって、輸送ロスを減らすために、現地生産にシフトしている。ましてや、野菜は住んでいる地域で作ればいい。地域の自然や風土にしたがって、そこで採れるものをいただく地産地消、旬産旬消が自然の姿なのです」

ビートたけしの兄で、タレントとしても活躍している淑徳大学の北野大教授も、地球環境の保全という観点から、野菜の輸入を批判している。

「輸入野菜は価格が安いので経済原則だけで入ってきてしまいますが、地球環境全体から見ると、好ましいことではないのです。生産国側では土地の栄養が奪われるわけですから、それまで以上に化学肥料を投入して作物を作り続けなければなりません。一方、日本の側は消費するばかりで、どんどん栄養が溜まってしまい、廃棄したり下水に流したりせざるをえません。その結果、地球全体の物質循環が乱れてしまいます」

棲み分けの時代

輸入野菜がなぜダメなのかという理屈がわかっても、輸入野菜の激増が構造的な現象である以上、今後も野菜の輸入は拡大していくにちがいない。

現在、日本の野菜自給率は八三%。米と野菜ぐらい一〇〇%自給できないものかという私の素朴な願いはすでに叶わぬものとなっただけでなく、自給率の低下をどこで食い止められるかが、差し迫った課題となっている。とくに、軒並み国内価格の半値という中国野菜の価格競争力は圧倒的で、安さで勝負が決するならば、国内産地にほとんど勝ち目はない。何か策はあるのだろうか。

輸入野菜の表も裏も熟知している大阪丸促青果の和中社長は、「やっていない、やろうとしないだけで、いくらでも対抗策はある」と断言する。

「見た目は同じようでも、輸入野菜は収穫から日数が経っているのだから、明らかに劣化しています。有名チェーンのハンバーガーに使われているレタスがいい例です。くん蒸すると葉が溶けたようになってしまうので、くん蒸を受けずにすむカット野菜に加工して入ってきていますが、あれはもう野菜ではありません。栄養分も何もない化石ですよ」

つまり、鮮度と安全性に的をしぼれば、国産野菜は圧倒的な優位に立てるということだ。

農林中金総合研究所の蔦谷部長は、国内の野菜産地が生き残るためのポイントを三つにまとめている。

まず、業務用需要に応える生産体制の構築だ。そのためには、生産を企業化して規模を拡大し、農業用機械の共同利用などによって大幅なコストダウンを図らなければならない。だが、こうしたアメリカ的な大規模農業を実現できるのは、ごく少数にすぎない。

したがって、多くの小規模農家が生き残る道としてあげられるのが、多品種の野菜を少量作るという日本農業の特徴を活かして、地産地消を広げていくことだ。地元でその日の朝に収穫した野菜が食卓に並べば、これ以上に新鮮なものはないので、輸入野菜の追随も許さない。

さらに、これと密接に絡んでくるが、農協の共販による卸売市場一辺倒の流通を見直し、直売や産直、スーパーや外食産業との直接取引きなど流通ルートを複線化することである。

「価格は高いが新鮮で安全な国産ものと、価格が安い輸入ものとが本格的に棲み分ける時代に入りつつあります。その意味でも、国産ものを差別化した農業生産や流通体制の再編成が求められているのです」（蔦谷部長）

地産地消の取組み

蔦谷部長が未来型のモデルケースとして絶賛するのが、群馬県のJA甘楽富岡《かんらとみおか》（富岡市、甘楽町、下仁田町《しもにた》、妙義町、南牧村《なんもく》）の取組みである。JA甘楽富岡ではかつて養蚕とコンニャク生産を主としていたが、どちらも不振が続いたため、野菜の総合産地として地域の再生を図ることにした。首都圏の消費者ニーズに見合った野菜を生産する一方、JA管内の野菜の出荷時期や品目別生産量を予測し、生産者別の売上げデータなどが一目でわかるITシステムの導入によって、多品種少量生産で一日五〇種類前後の野菜を一年中出荷できる体制を整えたのである。

その目玉は、地産地消を実現した農協の直売所と、大手スーパーの西友店内に設置した直売コーナー。この二つのルートで直売されるのが、D—0（デイ・ゼロ）と呼ばれる朝採り野菜だ。これまでは、収穫した野菜を昼までに農協に運び込むと、午後に首都圏などの卸売市場に運ばれ、翌日の朝に市場のセリにかけられて店頭に並ぶというスケジュールだった。現在は、午前四時から収穫した野菜が午前七時には農協に運ばれ、市場を通さずに直売店に直送されて店頭に並ぶようになっている。

また、愛媛県のJA西条《さいじょう》（西条市）では、「ときめき水都市《すいといち》」と呼ばれる常設の朝市を開設している。九一年に農協女性部が取り組んだ「青空一〇〇円市」に端を発したものだが、その後おおいに発展し、現在は西条市や松山市など七カ所にある。出荷する組合員は六九〇人（〇一年八月現在）で、二〇〇〇年の売上げは四億二〇〇〇万円を超え、三年間で二倍になった。

「これらは、市場出荷一辺倒の考え方を一八〇度転換し、高齢者でも生涯現役で勤《いそ》しめる農業を実現したものです。しかも、これまで分かたれていた生産者と消費者を結びつけ、お互いの顔が見え、声が届く流通の可能性を先取りしたものでもあります」（蔦谷部長）

こうした先進的な試みがすでに各地で始まってはいるが、全国規模でしかも迅速に進めないと、輸入野菜の攻勢に敗れていってしまうだろう。生き残るか、それとも滅びるか。この闘いは、おそらく待ったなし、なのである。

野菜の流通革命

卸売市場の革命を訴えるのは、食流機構の白石常務である。白石常務によると、最近の市場は「細い、遅い、汚い、高い」の四語で言い表せるほど頼りないという。

市場ではせりという伝統的で小規模な方法で取引きが行われているために、流通ルートは細い。その取引きはと言えば、収穫から二日後に行われるほど遅い。一方、輸入品はコンテナ単位、あるいは船一隻単位の太いルートで運ばれてくる。アメリカ西海岸から空輸した場合、二三時間後には関西近県の流通センターに入荷する。そして、へたをすると、輸入品のほうが鮮度がよい、という逆転現象が起きるケースさえある。そして、取引きが行われる卸売場は、ごみの中に品物があると言われるほど汚い。にもかかわらず、せりで付けられる値段は高い。白石常務は言う。

「なぜ昔と同様に、金と時間をかけ、品質を落としてまで、すべて卸売市場に運ばなければならないのか。流通方式を抜本的に改革しなければ、国産野菜は卸売市場と心中することになりかねない」

では、どうすればいいのか。ポイントは四つのSの変革にある。

第一は、取引き規模（SCALE）を拡大する。

第二は、出荷・輸送を迅速（SPEED）にする。

第三は、安全衛生（SAFETY）を徹底する。

そして、第四は、取引き先へのサービス（SERVICE）に努める。これまでの市場流通は、不特定業者間の単発取引き、つまり相手の事情や希望をよく知らない者同士が一回限りで行う取引きだった。そこには、取引先のニーズに応えるというサービスの基本が丸ごと抜け落ちている。だから、これからは特定業者間の反復・継続取引きにしなければならない。

この四つのSの変革を実現するために食流機構が取り組んでいるのが、生鮮食品取引きの電子化である。顧客は一定の前渡金を支払って、パソコンの端末からいつ、どこ産のどんな野菜を、どのくらい購入したいかを申し込む。そうすると、指定の期日に産地から野菜が顧客に直送され、顧客はキャッシュオンデリバリーで残金を支払う。野菜の受発注や値決め、代金決済などは卸売市場がコンピュータで行うが、物的流通は産直になる。つまり、契約栽培型の予約相対取引きになるわけで、こうすれば四つのSの問題点はすべて解消する。

この場合、重要な鍵となるのが情報の公開だ。農薬をふんだんに使った野菜と有機野菜を比べると、有機野菜のほうが見栄えが悪い。輸入野菜と国産野菜を比べた場合、輸入野菜は鮮度が劣化しているケースがほとんどであるが、外観では区別がつかない。したがって、どういう品質の野菜であるのか、生産者が情報公開しないかぎり、国産野菜のほうが勝っていることは顧客にはわからないのである。

「車を買うときにカタログを見るように、野菜を買うときにも電子公開カタログが必要です。そこには、出荷の可能期間、可能数量などの生産事情をはじめ、商品規格、鮮度の保持や安全性対策などの流通事情、味覚、栄養成分、品評会での評価などの品質事情、出荷者の名前などの関連情報を公開することが不可欠です」（白石常務）

ＪＡＳ法の改正によって原産地表示が義務づけられたが、輸入野菜との差をはっきりさせるためには、収穫日や生産方法などの情報公開が大前提になるのである。

6 セーフガードの絶望と希望

さて、セーフガードの暫定発動はどういう影響を及ぼしたのか。

財務省の貿易統計によると、二〇〇一年五月のネギの輸入量は七六六トンで前年同月のおよそ九割、生シイタケの輸入量は七九〇トンで前年同月の五四％と、いずれも減少した。また、東京都中央卸売市場によると、〇一年七月の生シイタケの平均価格は一kg一一四二円、前年同月比一・六％安と前年並みだったが、ネギは一kg二八六円と前年同月比で二二％上昇している。トマトやウナギ、ワカメなど、セーフガードの政府調査開始を要請中の産品についても輸入量が減り、民間ベースの協議で解決する道筋が開けてきた点では、効果があったと言ってよい。

しかし、その一方で中国の報復措置を招き、自由貿易立国を旨としてきた日本への内外の批判が高まったことは、マイナスだった。さらに、セーフガードの議論に取り上げられないことが多いが、日本向け野菜を生産してきた中国山東省の野菜産地の窮状は惨憺たるものだ。『中国青年報』という新聞は、「絶望の豊作」として現地の惨状を報じている。

〇一年五月に現地を視察した九州大学の甲斐諭教授によると、調査した農家は収入が前年に比べて一〇分の一に激減。ほとんどの農家は苗床で育てたネギを畑に定植せず、収穫を放棄した農家もいるという。

「暫定発動は輸入制限措置であって、過去三年間の平均輸入量まではこれまでの関税率で輸入が認められています。にもかかわらず、輸入業者が冬の需要期に備えて買い控えをしているために、現地では輸入中止と同じ状態になっているのです。日本以外に販売先のないネギの生産を持ちかけておきながら、輸入をストップした日本に対する怒りは当然で、政府は早急に中国の農民たちの誤解を解く必要があります」

公的機関では確認できなかったが、複数の筋から、現地で十数人単位の自殺者が出ているという話を耳にした。中国では、借金して種子や化学肥料を買う貧しい農民も多い。現地で栽培指導をしてきた種苗会社の担当者は言う。

「山東省の野菜産地の一帯は、かつて日本軍がたくさんの中国人を殺した場所でもあります。歴史教科書問題にしても、セーフガードにしても、あまりにも無分別なので、現地での反日感情の高まりを心配しています」

日本政府は「WTO協定のルールに則ったもので、中国現地がどうであるかは関係ない」という立場をとっているが、中国の農民たちを二階に上らせておいて梯子をはずしてしまうような行為が、人道的に許されてよいはずがない。

〇一年一一月八日に二〇〇日間の暫定発動が切れ、日本政府はセーフガードの本発動を回避した。これに対して、国内の生産農家からは本発動を求める悲鳴が依然として続いている。

本発動によってかえって国内産地が競争力をつける機会が奪われる、という指摘もあるが、暫定発動が日本の生産農家に対するカンフル剤となったことは間違いない。このチャンスを、国内の野菜生産・流通の構造改革を一気に進める希望の一里塚にしなければならない。そして、おそらく改革を進めることによってしか、野菜の自給を守る道は開けないにちがいない。

第4章

ウナギもワカメも中国産 ——林克明

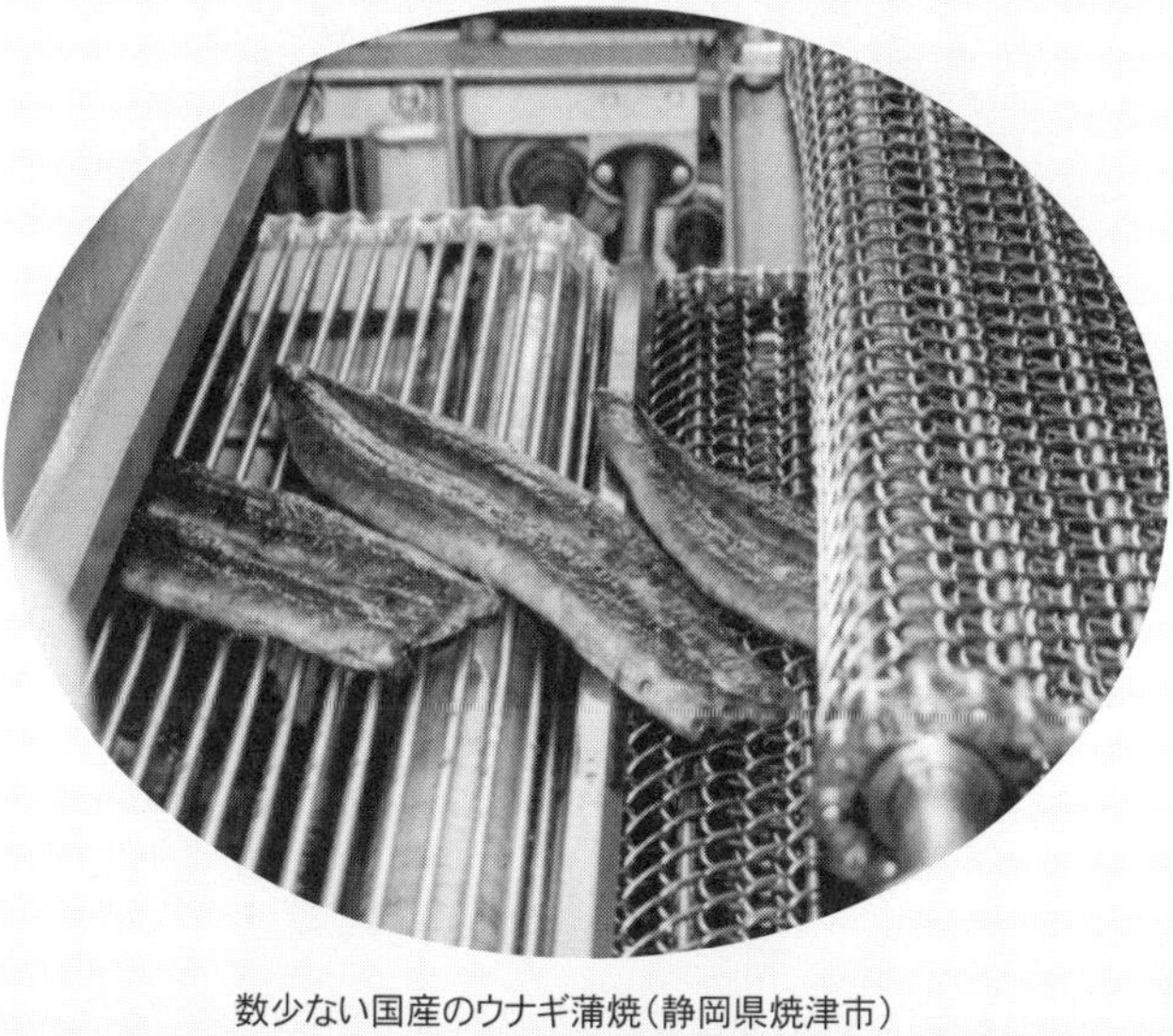

数少ない国産のウナギ蒲焼(静岡県焼津市)

1　ウナギの八五％は外国産

いまや「広東前」

キャラメル色のタレに、山椒。あの香りを想像するだけで食欲がわく。

ウナギの蒲焼きは、栄養価の高い商品として知られている。ビタミンAは卵の一〇倍、チーズの五倍、老化防止効果があるビタミンEは牛ロースの八倍もある。

ウナギが日本の文献に初めて登場したのは万葉集（七五四年）で、大伴家持《おおとものやかもち》の歌に出てくる。現在のようにタレにつけて食べる蒲焼きは一九世紀初頭に定着し、江戸で全盛を迎えた。「江戸前」と聞けば、ほとんどの人は寿司を想像するだろうが、元々は蒲焼きを指していたのだ。

それにしても、この国ではウナギは人気の高い食材である。一九七三年には約二万四〇〇〇トンしかなかった日本のウナギの総供給量は、二〇〇〇年には一五万五〇〇〇トンと六倍以上にも増えている。『ウナギの科学』（恒星社厚生閣、一九九九年）という本によると、世界のウナギの実に約五〇％が日本で消費されている（九〇～九六年）。日本人好みのカツオ・マグロ類

（カジキ類を含む）でさえ二〇・七％（九一〜九五年）、同じくエビ類も一一・九％だという。こうしてみると、ウナギの蒲焼きは日本の食文化になくてはならないものだという気がしてくる。

ところが、その日本のウナギが安い輸入品に押されて危機に瀕しているのだ。まずは、数字から現状をみよう。

二〇〇〇年のウナギの総供給量のうち、輸入が約一三万二〇〇〇トン。私たちが食べるウナギの約八五％は外国産ということになる。水産物の輸入を多い順に並べると、一位エビ類、二位カジキ・マグロ類で、ウナギは五位だ（九九年）。カジキ・マグロ類の五一％や魚介類全体の四五％と比べて、ウナギの海外依存率は高い。輸入ウナギのなかで一番多いのが中国産（七九％）、二番目が台湾産（二二％）。この二国でほぼ全量にあたる。中国ウナギが圧倒的に多いから、江戸前ならぬ「広東前」や「福建前」と呼んでもおかしくない。

なお、天然のウナギは国産のなかでも三・五％を占めるにすぎず、輸入を含めた全流通量の約〇・五％だけ。関係者は「天然のウナギが最高」と口をそろえるが、これから進める話は、九九・五％を占める養殖ウナギについてである。

ためしに、あるスーパー（長野市）の食材売り場をのぞいてみた。たまたま目にとまった、一般のウナギ屋で出てくる大きさ（約二〇〇g）の中国産蒲焼きは一八〇円。その二倍弱くらいの大きさの中国産は四九九円、静岡県焼津《やいづ》産は九八〇円だった。ほぼ同じ大きさの「抗生物質不使用」と袋に書かれた屋久島産は一二九〇円。日本産は、平均して中国産の二〜三倍の値段だ。

セーフガードは自主規制で決着

ウナギ養殖業者の団体・日本養鰻《ようまん》漁業協同組合連合会（日鰻連《にちまんれん》）は〇一年四月二五日、農水省などに対して緊急輸入制限措置（セーフガード）の発動を要請した。店頭に並べられたウナギの価格差を見ただけで、要請もうなずける。水産物では、ウナギ業界に先立ってワカメ業界がセーフガード発動を要請した（〇一年一月二九日）。

いま日本の水産業全体が大きな転機を迎えている。他の一次産業と同じく後継者不足で、六三年には六二万六〇〇〇人だった漁業就業者が、九八年には約二七万七〇〇〇人と半分以下に減った。しかも、六〇歳以上が全体の四四％も占めるほど高齢化が進んでいる。生産量も減少傾向にあり、代わりに輸入が増えて魚介類の自給率は五五％にまで落ち込んだ（九九年）。過去一〇年間だけで自給率がおよそ一〇％も下がったのである。

その結果、日本は世界一の水産物輸入大国になる。九八年には全世界の輸入量の一五％、輸入額の実に二三％を日本が占めるようになった。一方、世界一の生産国は中国で、生産量は全世界の三五％をも占めている。

世界貿易機関（WTO）では、アメリカ、オーストラリア、ニュージーランドなどが一層の自由化を求めており、日本の水産業は厳しい立場に立たされている。このような状況でのセーフガード要請だったのである。

〇一年五月末に日鰻連の代表団が中国に赴いて交渉を続け、六月には加工品で五万八〇〇〇トン（二〇〇〇年実績は一〇万二三六〇トン）、生のウナギを入れた全体量を一〇万トン（二〇〇〇年実績は一一万三四七三トン）未満の輸出量にする自主規制で一応の決着。セーフガードの発動は見送られた。しかし、根本的な問題は解決されていない。いったい日本のウナギはどうなっているのだろうか。

2　中国産の衝撃

ビニールハウスの中の養殖池

全国でも有数のウナギの産地である静岡県焼津市を訪ねた。日本でウナギの養殖が確立したのは明治時代中期。静岡、愛知、三重の東海地方が中心だった。現在、静岡県の生産量は、愛知、鹿児島についで全国第三位だ。

プラットホームまで潮の香りのする焼津駅に降り立ち、さっそく駅前にある専門店の暖簾《のれん》をくぐった。地元産の蒲焼きを注文すると、目の前で釜ゆでし、炭火で少し焼いてはタレをつけ、また焼く。注文してから二五分でようやく食べられた。待たせる店ほどうまいというが、たしかに満足のいく味だった。

そのおいしいウナギが育つ池を見ようと、地元の焼津養鰻漁業協同組合・鈴木勇治専務に案内されて、焼津市に隣接する大井川町へ向かった。案内されたのは、組合長を務める川村眞一さん（四三歳）が経営する養殖池。だが、どう見ても、野菜を栽培するビニールハウスが連なっているようにしか見えない。実は、このハウスがウナギの養殖場である。

地面を掘った池や屋外プールのようなところでウナギを養殖するのだと思っていた。こうした屋外の普通の池を「露地の池」という。しかし、いまや水温を常に一定にできるハウス養殖が主流なのだ。ウナギは水温が一八度以下になると動きが鈍くなり、エサも食べなくなる。そのため、ボイラーで水を温め、池全体を黒っぽい布のようなもので覆い、太陽光線を調節している。

露地の池ではウナギが成長する時期が限られており、稚魚から出荷できるまでに二年がかりになる場合もあるそうだ。しかし、ハウス養殖では養殖期間が半分以下ですむ。なぜなら、露地の池ではウナギが冬眠してしまって冬季は育たないが、ハウス養殖では一年中暖かいのでエサを食べ続けるからだ。だから、露地の池より一〇倍も生産効率が高いという。

ハウスの中に入ってみると、生暖かい空気がむっと押し寄せる。池の臭いともエサの臭いとも判断がつかない臭いが漂う。通路の両側に一〇〇坪ほどの池がいくつも並び、すべてがプラスチック樹脂の壁と屋根で覆われていた。やはり、野菜を育てるビニールハウスとそっくりだ。モーターで水車を動かして水をかきまぜ、空気を送り込んでいる。

「ヒーターで加熱して、水温を二八～三〇度に保っています。一年中水温は変わりません」

川村さんが説明してくれた。川村さんの養殖池は全部あわせると二七〇〇坪（約〇・九ha）で、このあたりではもっとも大きいという。普通、ハウスにある一つの池は五〇～一〇〇坪。養殖場は個人経営と企業経営ではまったく規模が違い、たとえば愛知県豊橋市では〇・五～一二haと相当なひらきがある（大塚秀雄『鰻養殖産業の経済学』農林統計協会、一九九六年）。

安全性に配慮しても、半値では勝てない

焼津養鰻漁業協同組合は、東日本を中心に約二五万人が加盟する「生活クラブ生活協同組合」に食材を提供する「生活クラブ事業連合」と提携しているので、品質や安全性にも気を配っているはずだ。同事業連合に確認してみた。

「安全のために、抗生物質を使用しないことを前提としています。どうしても必要な場合には事前に連絡してもらい、話合いをする取り決めです。そして、月に一度残留検査を行い、報告をもらうことになっています」(農畜水産担当の志村保幸さん)

鈴木専務によれば、生活クラブ事業連合向けだけではなく、焼津養鰻漁業協同組合では原則として抗生物質を使わないようにしているという。

実は、どの程度の業者が抗生物質を使っているかを示す明白なデータは見つけられなかった。たしかなのは、日本ではオキシテトラサイクリンやスピラマイシンという抗生物質の使用が認められ、ともに残留基準値は〇・二ｐｐｍであることだ。また、やはり食の安全や環境の保護を重視する「大地を守る会」は、ウナギを取り扱うに際して調べた結果「ウナギの養殖では通常、ウナギの病気予防と成長促進のために抗生物質や合成抗菌剤、ホルモン剤が使われている」という。つまり、薬剤の使用は決して珍しくない。

ところで、いまもっとも大変なのは、値崩れだ。

「数年前に比べてウナギの値段は半値以下ですから、厳しい。中国から安い輸入品が大量に入ってくると、価格では勝負にならない。シラス(ウナギの稚魚)が大漁だったことも、安値の原因ですけどね。値段が生産原価より下がれば、どこかで無理をする。どこかを削らなければならなくなります」(川村さん)

生産原価を下回る状況が長く続けば、飼料の質を落としたり、狭い池で多くのウナギを育ててしまうことだって、考えられるだろう。鈴木専務が言う。

「二年前（一九九九年）は、ウナギの値段が一kg二二四七円だったのが、今年は九四三円にまで下がっている。採算がとれるのに、一三〇〇円から一四〇〇円は必要です」

半値以下ということは、単純に考えればサラリーマンの年収が半分になってしまうのと同じだから、とにかく大変である。

「そうでなくても後継者が育たずに、従事者が減っています。全国の養殖従事者は七三年には三二五〇人だったのに、現在は六〇〇人を割ってるんです。シラスの人工孵化は非常にむずかしく、シラスの獲れ高にウナギの値段が影響されます」

セーフガード問題で混乱していた二〇〇一年五月、中国を訪れた鈴木専務は、あらゆる生産コストの低さを見て、「とても価格では勝負できない」とつくづく思ったそうだ。人件費、広い養殖池の確保、加工場の土地と建物、流通経費……。どれをとっても中国の生産コストは低い。ある専門商社によると、日本の生産コストは一kgあたり一〇〇〇円をやや上回り、中国は五〇〇円と半分だ。なかには、中国のコストはそれ以上に低いと指摘する人もいる。

おそらく多くの人びとが、ウナギの輸入と聞けば、あのニョロニョロした生きたウナギが日本の港にやって来るイメージをもつのではないだろうか。もしそうなら、中国から安い原料

（生きたウナギ）を輸入し、日本の加工場で白焼きや蒲焼きにして、適正な価格で販売すれば、利益も出る。ところが、実際には、輸入されるウナギの九割を蒲焼きなどの加工品が占める。つまり、パックにつめられた低価格の中国産がそのまま店頭に並べられるのだから、国産は価格競争では完全に負けてしまうのだ。

秩序ある輸出を望む産地

「輸入を大幅に制限せよということではないんです。秩序ある輸出、適正な価格と数量、衛生面の徹底という三つを満たしてほしいだけです」（鈴木専務）

たしかに国内消費の八割以上を輸入品に頼っているのだから、輸入を激減させるわけにはいかない。そうであれば、この三つはもっともな要求だろう。明確な数字は示していないが、「秩序ある輸出」とは、日本国内の消費量から国産の生産量を引いた残りを輸出の最大値にしてほしい、ということだ。「適正な価格」とは、一kgあたり一〇〇〇円という生産コストとそう遠くない価格を意味する。輸入に際しての検疫では、中国産のウナギから大腸菌が発見された例もあり、衛生面を重視するのは当然である。

経済不況が続くなか、消費者に安い食材を提供することも大切だ。しかし、安ければそれでいいのだろうか。

水産物や農産物の貿易を市場原理だけに任せておいたら、安い外国産が日本製品を駆逐してしまう。本来なら、地域で獲れたものをその周辺で食べるのが、健康にも環境の維持にもつながる。さらに、どのような生産者がどのような方法で養殖し、どう管理・流通させているのか。生産者の顔が消費者に見えることが大切である。生産者、流通業者、消費者の三者が利益を得られるようにすべきなのだ。三者のうち誰かが打撃を受ければ、その産業は継続しない。当然ウナギ産業もそうだし、何より安全性が確保されるのかが心配になる。

稚魚養殖の成功で輸入が急増

日本に外国産ウナギが入ってきたのは、そもそもどういう経緯だったのだろう。日本鰻《うなぎ》輸入組合の森山喬司理事長に聞いた。森山理事長が社長を務める佳成《かせい》食品は、日本で屈指のウナギ輸入業者である。「セーフガードの発動には反対だが、秩序ある輸入は大切。そうしなければ、国内の養殖業者も輸入業者も最終的には生き残れない」というのが、森山理事長の基本的な考えだ。

「七〇年に日本でウナギの病気が流行り、稚魚が少なくなったころ、私は当時勤めていた商社の仕事で台湾まで出かけ、稚魚を輸入しました。他の商社も同じです。翌年は現地に養殖池を造って、生きたウナギの輸入を始めました。八三〜八四年ごろからは、完成（された加工）

品の輸入に切り替えています」

ウナギの輸入は、いわゆる開発輸入から始まったのである。九一～九四年にかけて、日本企業は中国の福建省と広東省にも進出を始めた。佳成食品も九三年に進出し、現在は完成品を輸入している。中国と取引のある日本企業は、合弁企業を設立したり、完成品を買うだけだったり、形態はさまざまだ。森山理事長が、ここ数年の輸入急増の背景を教えてくれた。

「実験的には成功していますが、シラスの人工孵化は商業的には無理な話です。だから、稚魚の獲れ高によって生産量や価格が大きく左右されます。中国は九五年に、フランスウナギの稚魚を輸入して養殖に成功しました。これは自然に左右されないで稚魚を確保できるので、ウナギ養殖業者にとって画期的な成功といっていいでしょう。たとえば地元で稚魚が獲れなかった場合でも、計画どおりに養殖して出荷できるわけです。この稚魚養殖の成功が、日本への輸出の大きな原動力になりました。

日本では二〇年ほど前に同じことを試みて、失敗しました。なぜなら、日本では従来の養殖池にそのまま放してしまったからです。フランスウナギは、水温が二六～二七度になると、苦しみもがき出す。これを中国では狂走病といいます。福建省などでは、山間の比較的水温が低くきれいな水で稚魚を育て、ある程度成長してから普通の養殖池にもってきたのです」

品質と味はどっちが上か

肝心の品質は、どうなのだろうか。

「国産神話があると思います。中国産のほうがいいのではないですか。日本のものは原料（生きたウナギ）が悪い。日本の養殖は、ハウスの中で行い、スチームで水を加温しています。これによって、ウナギは常にエサを食べ続け、養殖期間を大幅に短縮するのですから、どこかに無理が生じるのではないでしょうか。これに対して、広東省では広い露地の池で養殖し、福建省では冬の一時期だけ加温して後は露地の池に移します。それに、輸入に際しては良質のものをピックアップしますからね」（森山理事長）

中国のほうが、自然に近い条件でウナギを育てているというわけだ。

さらに、「同じ広さの池で同じ数だけ養殖するとすれば、成長したウナギと稚魚を育てるくらいの差がある。中国は薄飼いです」と養殖の仕方に余裕があるという。言葉どおりにとれば、大きさに相当な差があるわけだから、どう考えても中国では三分の一以下の薄飼いになるはずだ。

輸入業者の森山理事長が、輸入ウナギを悪く言うはずもない。しかし、前述したように、狭い土地で生産性を上げる日本の養殖には問題が多い。

森山理事長の話では、中国では広い池で適正な量のウナギを養殖しているから病気になりにくく、抗生物質や殺菌剤などの薬剤が少なくてすむ。事実、二〇〇〇年四月から翌年三月の一年間で、厚生労働省の「輸入食品等の食品衛生法不適格事例」として指摘された輸入ウナギは五件にすぎない。しかも、その理由は、薬剤の残留ではなく大腸菌の検出である。また、日本産のウナギが外国産に比べて安全であることを明確に示すデータは見当たらなかった。

どうも「輸入物は危ない」と単純にはいえないようだ。中国の養殖業者は、日本の蒲焼き工場を見学して加工の方法やタレを研究し、品質を向上させる努力もしている。では、味はどうだろう。

いくら日本のウナギがいいといっても、高いうえに味がよくなければ、消費者に買ってくれとはいえない。もちろん味覚は個人差があり、客観的基準などないが、食べ比べてみることにした。その際、少なくとも次の三種を集めた。

① 環境保護型で、抗生物質などを使用せずに養殖した日本産。野菜なら有機野菜に相当する。
② 原則として抗生物質などを使用せず、不可能な場合には出荷先と協議する日本産。野菜なら「減農薬」「低農薬」などに相当する。
③ 中国産。日本産だと「地元の稚魚を育てた」「〇〇川のきれいな水で」と宣伝文句が表

示されているものがあるが、養殖方法などを容器にくわしく書いてある中国産は見当たらなかったので、ただ「中国産のウナギ」とするしかなかった。

まず、有機農産物を販売するポラン広場系列の苫屋《とまや》で、一尾一五五〇円の高知産（店で出される蒲焼き二〇〇gの二倍くらい）を買う。次に、近くの東急ストアで高知産とほぼ同じ大きさの焼津産七八〇円、中国産三九八円、さらに中国産特大八八〇円（蒲焼き三人前くらい＝約六〇〇g）を買った（中国産は具体的な産地が記載されていなかったので、大小二種類を購入した）。

肉厚で、少し赤みがかったタレの中国産の特大蒲焼きが、一番おいしそうに見える。食べてみると、コクがあってうまい。脂ものっており、空腹を満たすステーキのような感じ。同じ中国産でやや小さいものも、脂は少ないが似た味だった。

焼津産のタレは赤みのない茶色で、ウナギは中国産ほど肉の厚みはない。この焼津産を一口食べたとき、その場に居合わせた四人は「一番おいしい」と、そろって口にした。なぜなら、蒲焼き専門店で食べる「慣れ親しんだ味」だったからだ。無難な味、といってもいい。

もっともまずそうに見えるのは、少し痩せて一番値段の高い高知産である。でも、口にしてみると、柔らかいのだが肉は引き締まっており、心地よい歯ごたえがある。脂が少ないので、胃に負担がかからない。

対照的だったのが、高知産と特大中国産だ。これは、筋肉質で引き締まった体と、脂肪体質でふわっとした体の違い、とでも表現すればいいだろうか。食べ比べを進めて空腹が満たされるにつれ、胃に負担がかからないためか、高知産が直感的に「体にいい」と感じた。ただし、「感じ」は客観的根拠にはならない。そこで、高知産のウナギが、どのように養殖されているか調べてみた。

3 こだわって育て、価格差の意味を伝える

高価な高知産のパッケージには、加持《かもち》養鰻と書いてあるので、さっそく連絡してみた。ところが、取材は断っているのだと言う。そこで、このウナギを取り扱う大地を守る会に特徴を聞いた。広報担当の石原慶太氏によると、加持養鰻から仕入れている理由は明白だ。

「私たちは原則として天然魚を中心に扱いますが、日本の食生活に根ざした種類の養殖魚については、自ら決めた基準にしたがって扱っています。その基準とは、適正な密度で養殖し、抗生物質などを混入していない飼料で育て、なおかつ国産が望ましい。原則として薬剤投与はせず、生産者と私どもがやむを得ないと判断した場合のみ、使用目的、期間、薬剤内容を明確にし、残留検査で検出されないことを確認したうえで、出荷しています。さらに、海域汚染へ

の配慮や飼育計画の策定と飼育管理記録を徹底します」

こうした厳しい基準を満たす養殖ウナギは、加持養鰻のものだけだったという。その養殖方法を列挙すると次のようになる。

①　地元の四万十《しまんと》川を上る稚魚を養殖している。

②　四万十川の支流である深木川の伏流水を使用し、さらにコンクリート池の底に活性炭を埋設するなどで水を浄化している。

③　地元で水揚げされる新鮮なサバやイワシなどの生のエサを主体にしている。

④　抗生物質や合成抗菌剤、ホルモン剤は一切使わない。池の消毒も化学物質に頼らずに、原塩を使用している。

⑤　日本では土地代が高く、生産効率を上げるために密度の高い養殖環境になる。しかし、加持養鰻では一般的な養殖の半分程度の密度。だから、ストレスの少ない環境で充分にウナギが運動でき、病気に対する抵抗力がつき、身の締まりがよくなる。

⑥　養殖に使った水は、ろ過したうえで川に流す。排水口付近ではホタルが飛び交うほど浄化されている。第一次産業であっても、ある部分で環境に負荷をかけてしまうが、水の浄化を徹底することで、環境破壊を防いでいる。

環境や安全、品質を向上させるためにこれだけのことをしているのなら、中国産の平均の三倍という一尾一五五〇円の値段も納得できる。石原氏は言う。

「ウナギに限らず一次産品は、価格だけで競争したら絶対に輸入物にかないません。価格差の意味をどれだけ明確に消費者に伝えられるかです」

手間ひまかければ値段は高くなる。高価格商品には、意味があるのだ。実際、加持養鰻のウナギの売行きはよいという。ある食品流通業者によると、大手スーパーが買付けに行ったが、大量生産はできないからと断られたそうだ。

ウナギを毎日食べる人はいない。高い理由がはっきりわかれば、消費者は納得するはずだ。ここに日本のウナギが生き残る道があるだろう。

4　ワカメ産地の悲鳴

自給率一九％

太平洋に面した岩手県宮古市。このあたりは、小さな入り江や湾、のこぎり状の断崖絶壁が入り組み、三陸特有のリアス式海岸を形づくっている。青い海に緑の山々が連なる風光明媚な土地である。二〇〇一年八月下旬、宮古市内からバスで五〇分の重茂《おもえ》半島を訪れた。真夏でもさわやかで、猛暑のこの夏も三〇度を越えたのは数日しかなかったという。

岩手県は日本一のワカメ産地で、隣りの宮城県を含めた「三陸ワカメ」は日本の生産量の六〜七割を占める。この二県につぐのが、「鳴門ワカメ」で有名な徳島県だ。

地元で採れた天然ワカメも養殖物も、おいしい。肉厚であざやかな緑、適度な歯ごたえ、潮の香り。しかも、なかなかの健康食品である。たとえば、ミネラルはホウレン草より多いというし、あのぬるぬるした成分の一つアルギン酸は塩分のとりすぎを抑える。さらに、ラミニンというアミノ酸の一種は血圧を下げる働きがある。また、フコイダンという食物繊維は、血液をさらさらにするという。

しかし、このワカメの産地からも、いま悲鳴が聞こえている。ごたぶんにもれず、単価の下落、後継者不足、そして安い外国産の輸入増によって、窮地に立たされているのだ。

一三八ページでふれたように、全漁連（全国漁業協同組合連合会）は〇一年一月二九日、輸入ワカメに対してセーフガードの発動を要請した。その後、全漁連と中国の間で話合いがもたれ、中国側が輸出量を減らすことを表明。六月に、発動は回避された。セーフガード発動の要請、輸出国との話合いで自主規制表明、発動の回避。このパターンは、ウナギの場合ときわめて似ている。そして、根本的な解決の道筋が見えないことも共通といえるだろう。

ワカメにこだわるのは、セーフガードの動きがあったことに加え、輸入される食用海草の八割がワカメだからである（ついでながら、輸入海草の二番目はヒジキだ）。ワカメはおもに、生ワカメ、ボイルして塩にまぶした塩蔵ワカメ、乾燥ワカメの三つの形で流通している。次にあげるのは、海から水揚げした生ワカメに換算した数字である。

二〇〇〇年の国内供給量は三六万四〇〇〇トンで、国産は六万九五〇〇トン。自給率は約一九%、輸入品が八一%だ。自給率は一九九一年の三二%から、九六年の二四%、九八年の二一%と年々、下がってきた。海草類全体の海外依存率三九%（自給率六一%）と比べて、輸入割合が多いことがわかる。輸入の内訳は、中国産が二一万七一〇〇トン、韓国産が七万七四〇〇トン。この二カ国でほぼ一〇〇%を占める。中国産は輸入の約七四%、日本国内の全供給量の約六〇%にあたる。

こうして全体像をつかんだだけでも、安い中国産や韓国産に日本のワカメが押されていることは充分に察せられる。加えて、スーパーや小売店で実際に商品を手にしてみると、その実感が迫ってくる。

東京の中規模のスーパーで食品売り場を回ってみた。塩蔵ワカメを見比べてみると……。

岩手産　一八〇g一八〇円（一kgあたり一〇〇〇円）
韓国産　五〇〇g二二五円（一kgあたり四五〇円）
中国産　三〇〇g一〇〇円（一kgあたり三三三円）

包装されたワカメを見ても、素人目には品質の差がわからない。だが、この店では国産が輸入品より三倍も高い。これでは日本の生産者の状況は厳しいだろう。そう実感して、重茂半島を訪ねたのだった。

中国産の原価は岩手産の四分の一以下

重茂半島の音部《おとべ》漁港。ここでワカメの養殖を営む伊藤隆一さん（六三歳）に話を聞いた。日本の天然ワカメは四％くらいで、九六％が養殖だ。養殖は六〇年代末期から始まり、いまや主流となっている。そもそも、ワカメの養殖とはどのようにするのだろうか。

「岸から一〜二㎞の海にロープを張るんですよ。二〇〇ｍぐらいの長さのやつを三〜五ｍ間隔で張っていく。その縄にワカメの種を植え付けるんです」

伊藤さんが指差した方角に目をやると、防波堤の外側の沖合いに赤いブイに似たものがいくつも浮いているのがわかる。それがワカメの養殖場だった。コンクリートブロックに柵のようなものを付けて設置し、海面にロープをかけてワカメを育てるのである。綱引きに使うみたいな、太い丈夫なロープだ。

「水揚げは二月末から始まり、遅くも四月一〇日には終わるね。普通は深夜一二時くらい、私は午前二時くらいに沖に出て行って、ワカメを採る。ほとんどの場合、一人で行く。多くても一艘《そう》に二人だね。海水に手を伸ばして鎌でワカメを切り、それを手で引き上げる。まだ冬だから寒さがこたえるし、あまり機械類に頼れないんで腰にきますね。私は六三歳だが、この港には七三歳の現役もいます。朝の六時までには引き上げてくる。港でワカメの根を切って、八時ごろまでに加工場に運ばなきゃならないからね」

まだ寒い三月、それも深夜の海でほとんど手作業だ。一人一回で七〇〇～一〇〇〇kg水揚げするのだから、肉体的に相当きついはずだ。

「今年（二〇〇一年）のワカメの値段（手取価格）は昨年に比べて三五％も下がって、一〇kg五〇〇〇円。大変ですよ。収入ですか？　経費を引いたりすると、年に三〇〇万円くらいですか。バブルの九〇年ごろは一〇kg一五〇〇〇円なんてこともあったけれど、いまや五〇〇〇円だからねえ」

高くても売れたバブル期の三分の一、五～六年前に比べても半値になってしまったという。実は、伊藤さんが所属する重茂漁業協同組合も生活クラブ事業連合と提携しており、それが最悪の事態を防いでいるといえそうだ。同事業連合では、次のような点に留意している。

「八〇年から、私たちが消費者に提供するすべてのワカメは重茂産です。再生産可能な価格を重視しながら、なおかつ消費者へ安定して供給するための数量確保を考えます。毎年、収獲直後に生産者と数量や価格について話し合いますが、原価と市場の動向を加味して取り決める

ようにしています」（農畜水産担当の志村保幸さん）

重茂漁協の畠山正組合長も「生活クラブさんは、一般の業者の方より生産コストのことを考えてくれるので助かります」と言う。もし完全に市場原理に任せていれば、安い中国と韓国のワカメに圧倒されてしまうにちがいない。

生産者と消費者を結び、持続可能な一次産業の発展を推進する団体と提携する意義は、生産者にとって大きい。たとえば重茂漁協では、市場価格よりやや高い値段で組合員（漁師）からワカメを買う。つまり漁協が損をするわけだが、生活クラブなどを通した直販によって損失を補うのだ。そして、港のすぐそばに自前の加工場があり、そこで処理して包装する。消費者のもとに直接届けるシステムをとっているから、複雑な流通を排除できる。

そうはいっても、数年で半値という値下がりは痛い。重茂地区は、純粋な漁村だ。近江良也業務部長によれば、四三〇世帯のうち九割以上が水産業に従事している。ワカメ以外にもコンブ、アワビ、ウニの産地として知られ、定置網によるサケ漁も盛んである。ワカメの養殖を営む世帯は半分以上の二二〇世帯だが、後継者不足は他の産地といっしょだ。おまけにワカメの単価が半分に下がるとなると、死活問題なのである。

ある流通業者によると、ワカメの国別の一〇kg原価は、中国産が一七〇〜一八〇円、韓国産二七〇〜二八〇円、それに対して岩手産は七三〇円ぐらいだという。価格だけではまったく太刀打ちできないのは、一目瞭然だ。

流通業者主導で開発輸入へ

養殖ワカメの輸入が始まったのは七〇年代前半。日本わかめ輸入協会の小谷健一会長に当時のことを聞いた。小谷氏自身も中堅のコタニ海藻店（本社・東京都杉並区）の社長として、内外のワカメの流通に携わっている。

「七四年ごろは、日本のワカメの生産量はいまの三倍近い一九万トンでしたが、価格を維持する目的で生産調整しました。そして、業務用に海外から安いワカメを輸入するために、七〇年ごろから水産関係の商社などが単独で韓国（全羅南道付近）に行って、種の付け方などを指導したのが始まりです。その二〜三年後には、中国の大連周辺に進出しました」

つまり、一般消費者向けの国産ワカメの価格を維持し、インスタントのワカメスープやワカメラーメンなど加工品や業務用には海外の安いワカメを輸入したのが、始まりである。一般消費用には高品質・高価格のワカメを、加工用には安い外国産をと、意図的に価格差を生じさせたという。その価格差がいま、国産ワカメを圧迫する皮肉な事態になっているのだ。

七二年から七三年にかけて、水産関係の専門商社は大連近辺と青島《チンタオ》の海岸に進出した。小谷会長もこのころ、青島まで赴いて指導していたという。日本の養殖技術とワカメの種を輸出し、現地で養殖場を造って日本へ輸入する、典型的な開発輸入である。なお現在は、中国の養殖場で生産されるワカメを買うだけのところが多い。

日本側としては、日本産ほどでなくてもいいから、そこそこの品質のワカメを安く仕入れて加工用にまわせばいい、という思惑だった。だが、当時の中国産は枯葉が混じるなど品質が悪かった。このため八〇年には、中国側が自主的に輸出をストップしたこともある。これ以降、中国は研究を重ね、日本産と同等まではいかなくとも品質を上げていく。小谷会長は、中国側の品質改善努力を日本側が見くびったことが、現在の日本のワカメの低迷につながっているのではないかという。

中国は九四年ごろから急激に日本への輸出を伸ばし、六年後の二〇〇〇年には九四年比三倍近くにまでなる。小谷会長は「本当は、したくなかったんですけどね」と言いながらも、八一年ごろからワカメの輸入に踏み切る。日本わかめ輸入協会の会長ともあろう人が、ワカメの輸入を「したくなかった」と言うのは、いったいどういうことだろう。

「一般向けには国産を提供し、業務用（スープやラーメンなど）は輸入物です。そうしないと国産ワカメの品質イメージが崩れる恐れがある。だから、『コタニ海藻店』とパッケージに印刷されたものは、すべて国産です。ただ、どうしても低価格の輸入物を売りたいという納入先の店も実際にあるんです。そういうときは、パッケージにその商店の名前をシールなどで付け、コタニ海藻店の名前は使わせない。一般の人にはわからないかもしれませんが、国産とそれ以外のものは関係者が見ればすぐにわかります」

価格競争ではなく、質で勝負

そこで、ウナギと同じく食べ比べをしてみた。日本（岩手産）、韓国、中国の三種類。乾燥させ、カットして売られているワカメだ。目を凝らしても、カットされた状態では違いがまったくわからない。湯飲み茶碗に三種類を入れ、熱湯を注いでもどす。

約一分後。答えは明白になった。まず、ひと目で岩手産の明るい色が他の二つと違う。岩手産が肉厚なのも、よくわかる。実際に食べてみると、どれも一応おいしい。けれども、歯ごたえがまったく違い、中国産と韓国産は口の中ですぐにとろけてしまった。それに対して岩手産は、適度な厚みに歯ごたえ、もちろん柔らかい。もう、まったく違うのだ。

ウナギの場合は、蒸し方、焼き方、タレのつけ方などで、かなり味が変わってくる。しかし、何も手をほどこさないワカメの品質の差は歴然だった。実は、食べ比べた中国産と岩手産の種はまったく同じなのだ。育つ海水、水温、波、養殖の仕方などでこうも違うのかと驚いた。

日本のワカメは、現在の無制限な輸入が何年も続けば壊滅してしまう。それを防ぐにはどうしたらいいのだろうか。小谷会長が言う。

「結局は、質のいい国産ワカメの生産を増やすことだと思います。それに、工夫すれば生産コストを下げられます。たとえば鳴門は、岩手に比べて二割五分くらい安くできている。これは、大きな舟で大規模に効率的に採るよう改善されているからです」

鳴門ワカメはモーターで引き上げるから、一艘で五トン（岩手産は一トン程度）水揚げでき、効率がいい。岩手産も、単純計算で現在より三〇％程度は生産コストを下げられる可能性があるという。

だが、仮にそれが実現できたとしても、価格では輸入物に対抗できない。質を維持しながらコスト削減をめざすしかないが、ある程度の輸入調整は必要だ。

5　生産者、輸入業者、消費者に求められること

ウナギとワカメに共通しているのは、輸入のきっかけが日本側の事情による開発輸入であることだ。韓国や中国の生産者が望んで開発し、日本に売り込んだわけではない。今回はセーフガードの発動は避けられたが、国産品が太刀打ちできなくなったからといって急激な輸入制限

に向かうだけでは、彼らに納得されない。

日本への輸出量の増大と、それに対抗するセーフガード要請の動きをていねいに追ってみると、輸出側、日本国内の生産者、輸入業者の三者がみな困っていた。もちろん、影響を受ける日本の消費者もいる。

外務省アジア局の調査では、急激な輸出増加のため中国のウナギの輸出単価は、地域や企業体によっては過去五年間の最高時に比べて一〇分の一ほどになったという報道もある。これは極端な例かもしれないし、現地確認はできていない。だが、いずれにせよ中国の養殖業者が打撃を受けていることは間違いない。安価な輸入品で日本の生産者が大打撃を受けているのは、いまさらいうまでもない。輸入業者にしても、輸出国側の自主規制の枠内で輸入しなければならなくなった。これでは、消費者への安定供給ができないことになる。

このような事態をもたらしたのは、国内のコストダウンなどの努力不足もあるが、主たる要因は無秩序な輸入であり、安ければいいという精神ではないだろうか。日本人はそれぞれの立場で、真剣にこれまでの暮らしのありようを見直していくべきだろう。

第一に生産者は、加持養鰻のように安全や環境保護を重視した養殖によって商品価値を高めることだ。第二に輸入業者は、節度ある輸入を進めていくことだ。第三に消費者は、安さだけにとらわれず、生産者の努力を含んだ価格の意味を考えていくことだ。

第5章

安さの陰にひそむ矛盾——古沢広祐

自由貿易が食と農を破壊する

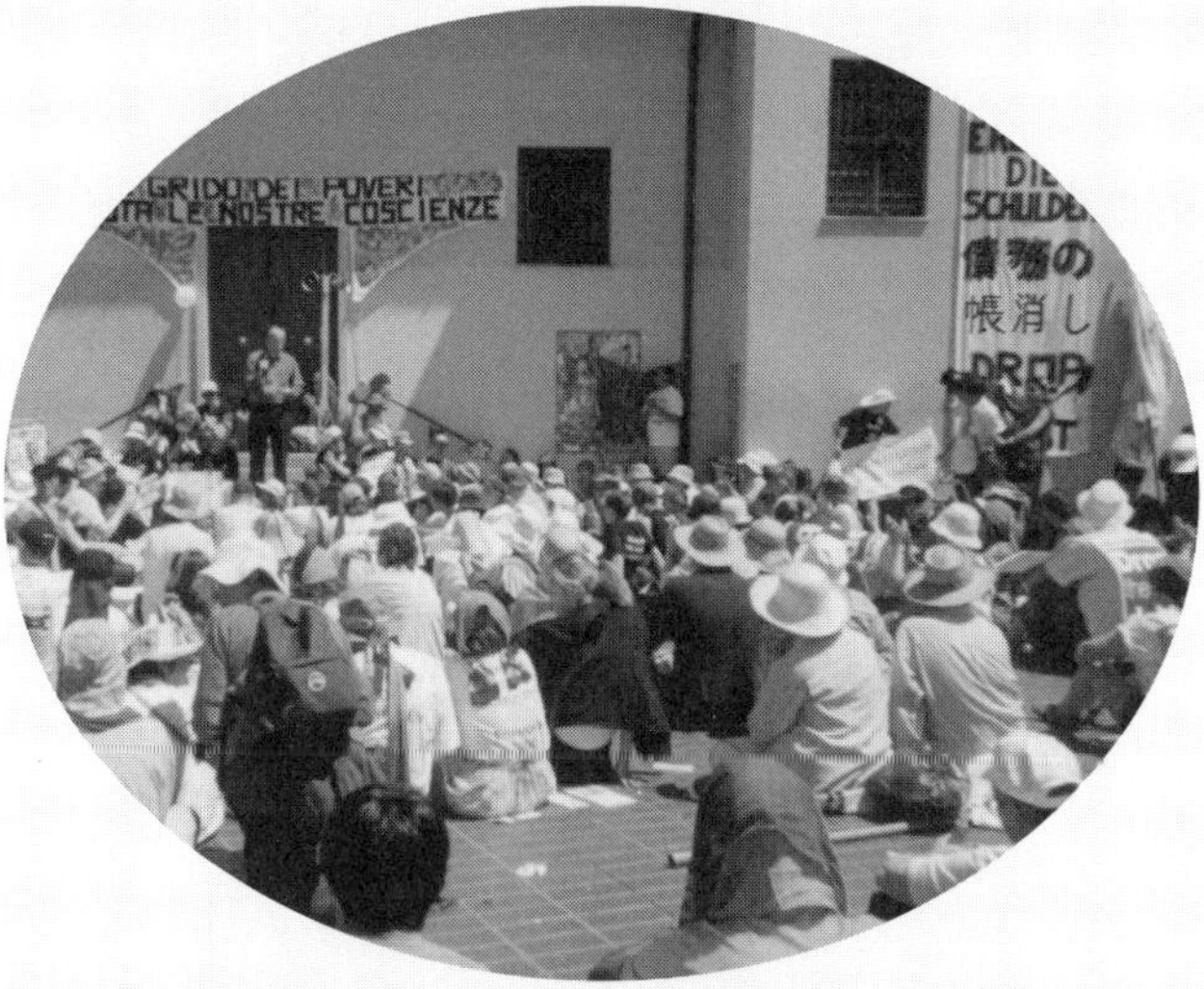

ジェノバ・サミットで各国首脳に訴える「途上国の債務と貧困ネットワーク」の人びと（写真提供：同ネットワーク）

1　価格破壊が進むアメリカで何が起きたか

世界で一番安く食料品が買える（対所得比）といわれるアメリカ。自由貿易の旗振り役であり、市場のグローバリゼーションを推し進め、多くの食料を輸出かつ輸入しているアメリカの実状から話を始めよう（筆者は、二〇〇〇年一〇月からアメリカ滞在中）。

休日に入る新聞広告を見ると、食料品、雑貨、電気製品、家具など、あらゆる品物のバーゲンセールの競い合いに驚かされる。値引きクーポン券がいくつも入り、人びとはそれらを切り取って店へと押しかける。アメリカの過剰ともいえる旺盛な消費行動の一端を垣間見る思いだ。安さの競い合いの裏側には、何があるのだろうか？

価格破壊の先陣を切ったハンバーガーに代表されるファーストフードは、そもそもアメリカが発祥地である。アメリカは、中南米の熱帯林地帯を焼き払って造った放牧場の牛を原料にした安い牛肉を、大量に輸入してきた。一九六〇年代からの二十数年間で中米に広がる熱帯林の約四分の一が牧草地に変わったが、そこで生産される牛肉のほとんどはアメリカのハンバーガーチェーンで消費されていたのである。それをつきとめた環境保護団体が告発し、八〇年代後半にボイコット運動（ハンバーガー・コネクション）が行われた。

価格破壊に関連する最近の同様の動きに、児童労働・労働搾取にまつわるスウェット・ショップ（Sweat shop）の問題がある。一九世紀末、汗まみれで働く繊維工場などの労働者たちの状況を指した古い言葉だが、悲惨な労働状態を意味する言葉として現代によみがえった。たとえば、日本でも人気のニューヨークブランドなどアメリカの高級ファッション産業を陰で支えていたのは、移民による奴隷的な労働である実態が明らかにされている。

九五年に労働省が摘発した工場の悲惨さは、第三世界にまさるとも劣らぬものだった。たとえばロサンゼルス郊外の工場では、六十余名のタイ移民女性労働者が監禁され、一週七日、ときには一日二〇時間も働かされていた。時給はわずか七〇セント、脱走者には暴力とレイプが加えられたという。その製品は大手百貨店や通信販売を通じて、高級ブランドとして販売されていた。

製造・販売業界は、一切の責任は下請けの経営者にあるとしたが、労働省は、こうした奴隷労働により利益を上げた販売一八社、製造一五社の公表に踏み切った。その後も、移民女性労働者の組合や、労働者・移民・女性などの組織が連帯してつくったさまざまなグループが、労働者の権利擁護と支援に立ち上がり、企業への抗議、ボイコット運動などが展開されている。同省によれば、九〇年代にアメリカ国内で生産された高級衣料品の六割はスウェット・ショップがかかわったものだという。

アメリカ国内で明らかにされたこうした労働実態は、実はグローバリゼーションが拡大するなかで途上国を中心により広く蔓延している。たとえば、ナイキをはじめとする人気スポーツシューズ、高級衣料品（リーバイス、ラルフ ローレン、リズクレイボーンなど）、おもちゃ（トイザラス、バンダイ、任天堂、レゴ、ディズニーキャラクター品など）など多くの製品が、奴隷労働に等しい低賃金と劣悪な労働条件下で、子どもと女性の手によって生産されているのだ。そこでは、不当労働解雇、労働組合つぶし、奴隷的な労働環境のもとでの火災により多数の死者が出た事件など、枚挙にいとまがない（「ＩＬＯレポート」一九九六年、ほか）。

欧米では、途上国の下請け労働者の権利擁護運動の一環として、これら企業へのボイコットや製品返還運動がいまも続いている。近年、大きな広がりを見せたフェアトレード（草の根・公正貿易）は、こうした実態を反映した市民運動の別の面からの展開といってよいだろう。

以下では、食料・農業の分野で起きている問題に焦点をしぼって話を進めよう。

2　農産物価格の低下と淘汰が進むアメリカ農業

減少する中規模農家

アメリカ国民の家計における食料品への消費支出の割合（対可処分所得比）は、近年ずっと下がり続けてきた（一九八〇年＝一三・四％、九〇年＝一一・六％、九九年＝一〇・七％）。食べる量や種類が減ったわけではない。実際、太りすぎ（過剰体重）の人の割合は、七〇年代の四分の一から九〇年代には三分の一に増えている。農業生産の増大と農産物価格の低下が、かなり寄与していると考えられる。

農産物のいわゆる価格破壊が恒常的に進んできたわけだが、それを支えたのが農業構造の変化であり、農業政策と貿易政策である。アメリカ農業の大まかな動向を図1（一六八ページ）に示した。厳しい価格競争下で農家数が減少していくなかで、規模拡大が進んでいる様子がわかる。農業補助金や流通・市場の合理化など大規模農業の優遇政策と農産物の輸出・輸入拡大により、中規模以下の農家の割合が減少する一方で、大規模農家が大きくシェアを伸ばしている。すなわち、世界市場への拡大をめざす輸出振興政策のもと、市場開放の裏返しとして逆に

図１　農産物販売額の規模と農場数の推移

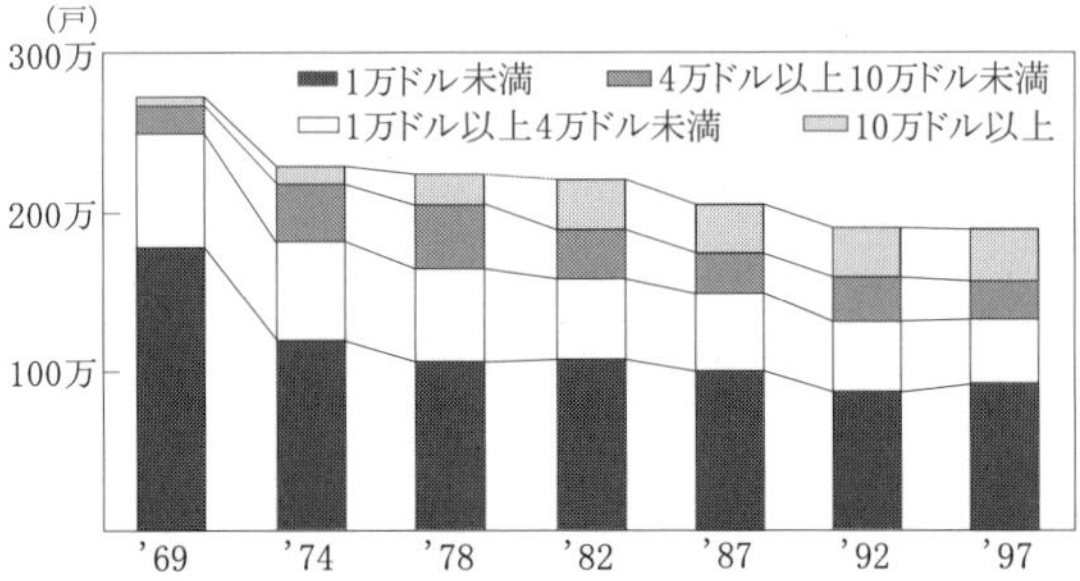

（出典）『1997年アメリカ農業センサス』。

安い農産物の輸入が増大し、激烈な価格競争下で農業部門の再編成が進んでいるのである。

具体的にみると、九七年農業センサスによれば、年間販売額五〇万ドル以上の大農場は、数のうえでは全農家のわずか三・六%を占めるにすぎないが、全販売総額では五六・六%と過半を占めている（八二年は、それぞれ一・二%、三二・五%）。同じく、販売額一〇万ドル以上の農家は、全農家の一八・一%、全販売総額の八七・四%になる（八二年は、それぞれ一三・四%、七二・六%）。ここに、大農場の隆盛ぶりがはっきりと示されている。

他方、販売額一万ドル未満の小規模農家は、全農家数の五〇・三%を占めているが、販売額ではわずか一・五%にすぎない（八二年は、それぞれ四八・九%、一・七%）。ごく少数の大農場が販売能力を拡大する一方で、多数の小規模農家が兼業で生活を支えて生き残り、中間の中規模層が落ち込んでいる様子がうかがえる。

補助金への依存

アメリカ農業の主要な生産地帯は、中西部を中心としたトウモロコシなどの穀物生産地帯と、西部のカリフォルニア州を中心とした野菜、果樹、酪農、穀類の生産地帯である。そのどちらからも、日本へは大量の農産物が輸出されている。

世界の農産物輸出に占めるアメリカのシェアは、トウモロコシ七五%、大豆七四%、小麦二八%、米一五%、牛肉一三%だ。とくに穀物の占める割合が高く、平均すると約四割で、世界穀物貿易の半分近い量を輸出している（九七年）。また、日本の農産物輸入の全体額に占めるアメリカの割合は、トウモロコシ九四・七%、タバコ八五・九%、大豆七五・八%、牛肉五八・七%で、依存度がいかに高いかがわかる。

こうして穀類を中心に世界市場に大きく食い込むアメリカ農業だが、その低価格は政府のてこ入れぬきには成り立たない。九六年農業法（九六年から二〇〇二年まで適用）は、より市場重視の政策を打ち出す一方で、移行期間の補償措置（直接固定支払制度、野菜・果実を除く）や価格支持融資制度（最低価格を保証する農産物を担保にした短期融資制度）、作物保険が組み入れられた。連邦補助金の総額（七年間）は七一五億ドルに及ぶ。約二〇〇万戸の農家総数で割ると、年間一戸あたり約五一〇〇ドルだが、穀物などを中心に生産規模の大きな農家に多く支払われる構造のため、約四分の一の農家が全体額の八四%（一戸あたり約一万四〇〇〇ドル、約一七〇万円）を受け取るという不公平さが批判されている（『ニューヨーク・タイムズ』二〇〇一年九月九日）。

多くの中西部の穀物生産農家は、生産価格を下回る市場相場で苦境に立っており、収入の過半が政府補助金という農家も多い。政府補助金ぬきには立ち行かないのが現実だ。たとえば穀倉地帯のカンザス州では、九七〜九九年の農家収入の七五%が政府補助金だったと指摘されている（『農業協同組合新聞ニュース』ウェブサイト・コラム「アメリカ農業にひとこと」二〇〇一年九月：www.jacom.or.jp）。

低賃金移民労働力に支えられるカリフォルニア農業

カリフォルニア州は、全米第一位の農産物生産額（二六七億ドル、九九年）を誇り、広大な農地で多様な農業が行われている。二割強が輸出され、輸出先の一位と二位をカナダと日本が競ってきた。

主要な農産物は、野菜、果実、乳製品、ナッツ類、花、綿花、穀物で、多くが全米第一位か二位を占める。たとえば、アーモンド、オリーブ、クルミのほぼ一〇〇%、ブドウの九一%、レモンの八二%がカリフォルニア産で、果実類や野菜類の過半が生産されている（九九年）。日本には、生鮮ものではブロッコリー、アスパラガス、タマネギなど、冷凍ではスウィートコーン、ジャガイモなどの野菜、クルミなどのナッツ類や米が輸出されている。

これらは、温暖な気候と肥沃で広大な農地によるところが大きい。だが、多数の低賃金移民労働力が豊富に確保できるという要因も見落とせない。メキシコをはじめとする中南米諸国からの安い輸入品に対抗するには、機械化とともに、労働コストをいかに切り下げられるかが決め手となる。

カリフォルニア農業の特徴の一つは大規模化だ。機械化による生産性向上とともに、植付け、除草、収穫、出荷といった作業を担う労働力の確保が不可欠である。とりわけ野菜や果実、ナッツ類は多くの人手を必要とするが、仕事は季節的に限定され、不安定な雇用形態を余儀なくされる。

そうした仕事を低賃金で支えているのが、メキシコを中心とした移民労働力である。アメリカには約一八〇万人に及ぶ農業雇用労働者（作物生産部門）が働いており、そのおよそ八割が移民と推定される。カリフォルニア州では約四〇万人が農業で雇用されているが、うち五五％が非合法的に流入するなど非登録雇用の形態で働いていると推定される。

厳重な警備をかいくぐって、何万人もの人びとが広大なアメリカとメキシコの国境線を越えて流入してくる。人里離れた砂漠のような国境を越えるのは、命がけである。確認されただけで、九七年からの四年間で一〇一三人が水分の欠乏や運河での溺死などによって命を落としているという。国境パトロールの報告によれば、カリフォルニア、アリゾナ、テキサス各州の国境で二〇〇〇年一年間に三六六人が死んでいる。ほぼ一日に一人の計算になる。また、国境越えには、人を密輸する組織も介在しており、アメリカ・メキシコ両政府は人命の危険の観点からもこうした労働力密輸への取締りを強化している。

カリフォルニア農業で移民労働力がはたしてきた役割は、第二次大戦前の日本人や中国人の例のように歴史的にみても古く、農業の発展に大きく寄与してきた。居住権をもった多くの移民が生活基盤を築き、よりよい雇用先へと移っていく。その一方で、新たに合法・非合法を含めて多くの移民や出稼ぎ労働者が入ってくるのが「移民・多民族社会」アメリカだ。そこには、いわば低賃金のヤミ労働力市場が、前述したようにさまざまな産業の周辺部分に存在しているわけである。

労働省の行った調査では、果実の摘果・収穫作業に関して約三分の一の農場では、国の取り決めた最低賃金以下しか支払われていなかったという（九八年）。たとえばブドウの摘果・収穫作業では一房四セントの出来高払いが行われていたが、それでは時間あたり二・四ドルにしかならず、最低賃金（六・二五ドル）にはるか及ばない（労働省監査官の報告）。

また、移民農業労働者の居住状況を調べた報告によれば、時給六・七五ドルを払っている場合でも、月あたり住居費として一部屋三〇〇～四〇〇ドル、光熱費一〇〇ドルが差し引かれていたという。結果的に、生活費を切りつめるため、一室に五～六人が住むタコ部屋生活が普通となっている。住居はプレハブやトレーラーハウスが多く、なかにはプラスチックや段ボールで仮小屋をつくって住む人びともいるという（『農村移民ニュース』『カリフォルニア農村レポート』など）。

さらに、カリフォルニア州では年間六〇〇～七〇〇件の農薬被害報告が出ているほか、解雇を恐れて無届けのケースが多くあるという。劣悪な労働環境を示す労働災害死亡率も、一〇万人あたり全産業平均が三・九人であるのに対して、農業労働者は二〇・九人ときわだって高い（九六年）。病気やケガをしても何の補償もなく、劣悪な生活環境や労働環境に置かれているのである。まさしく、アメリカ国内に第三世界的状況をつくり出していると言っても過言ではなかろう。

3　小規模農業を支える動き

急増したファーマーズ・マーケット

企業型の大規模経営農家の隆盛のなかで、政府の大規模優遇政策に対する批判も噴き出している。小規模家族農業（ファミリーファーム）の危機が叫ばれ、近年さまざまな運動が展開され、支援策が打ち出されてきた。

たとえば、連邦政府農務省（USDA）は小規模農業に関する委員会を設置し（一九九七年）、アメリカ民主主義のルーツとして成り立ってきた小規模家族農業の価値を再評価する報告書『行動のとき』を公表した（九八年）。そこでは、生物多様性、環境の保全、伝統文化と地域的多様性の保持、コミュニティの強化、地域経済の活性化などの視点が重視されている。その報告をもとに、小規模農家の支援と活性化をはかるための農務省令が、九九年九月に制定された。

また、世界の飢餓の解決をめざした「世界食料サミット」（九六年、ローマ）を契機に、アメリカ国内の飢餓・栄養不良問題への対応策として、農務省はコミュニティ・食料安全保障の行動計画を作成した（九九年）。そこでは、ファーマーズ・マーケット、学校給食と地域の農業を結びつけるプログラム、コミュニティ農園など、市民やNGOの参加を促す地域農業の活性化がめざされている。

なかでも、注目されるのはファーマーズ・マーケットだ。街の中心部の通りや公園で週一～二回開かれる、登録農家による直売所である。

当初は地域の小規模農業を支援しようとするNGO（環境保護や農業・人権擁護などの市民団

体）を中心に普及し、地方自治体などの行政、コミュニティ開発業者なども加わって、八〇年代から九〇年代にかけて急激に増えていく。七五年ごろには全米で二〇カ所もなかったが、九四年に一七五五カ所、二〇〇〇年には二八〇〇カ所を超えるまで広がった（農務省調査）。しかも、農家による野外直接販売の枠を超えて、有機農業運動、貧困・マイノリティへの支援運動、文化・教育活動など幅広い活動として展開されている。

その背景には、アメリカ社会が抱える貧困問題とコミュニティ崩壊現象がある。経済的弱者を生み出す貧富の格差の拡大は、いたるところで中心部にスラムを発生させた。商店やスーパーは貧困地域からどんどん郊外へと移転し、富裕地域に遍在していく。貧困層は、保存のきかない生鮮食品よりも、スナック菓子、タバコ、アルコール、缶詰などに偏った食生活となり、糖尿病や高血圧を多発する。こうした社会問題の深刻化を受けて、全米各地でさまざまな活動が行われてきた。

たとえばテキサス州オースチン市では、市民団体・持続可能食料センターが、貧困層の食料事情を調査し、彼らの食料を保障するプロジェクトを展開した。同センターは、住民、行政、農民、企業からなる地域食料政策会議を設置し、農産物の共同購入、直売、産直、タクシー会社とスーパーの提携による買い物ルートの確保などを企画・実行したのである。同様にカリフォルニア州でも、有機農業、労働問題、飢餓問題、地域開発などに取り組むグループが、持続可能農業アクショングループを結成。地域食料保障プログラムの実現に取り組んだ。

ニューヨーク市でも、ファーマーズ・マーケットは市民に大歓迎される。市内二〇カ所に広がり、参加農家数は二〇〇戸を超え、年間売上げは一八〇〇万ドルの規模となった（九五年）。マーケットは生産者と消費者が出会う場にとどまらず、さまざまな民族的・文化的背景をもった市民の出会いの場、子どもの遊び場ともなっている。各種イベントが開かれ、荒廃して人影もなかった地域がよみがえった。加えて、不動産価格が上昇して地域への投資が活発化するという、思わぬ効果まで生み出している。

こうした活動を受けて、農務省が地域の食料安全保障プログラムを組み、財政的支援に乗り出した。小規模な零細農民に生きる道を確保し、低所得層に新鮮かつ安価で栄養ある食料を提供し、地域農業を振興し、地域を活性化させ、雇用を創出するファーマーズ・マーケットや市民農園の活動が支援対象である。すでにファーマーズ・マーケット専用のホームページが農務省のサイトに組み入れられ、各地のリストや団体の情報を入手できるほか、毎年八月上旬には全米ファーマーズ・マーケット週間が設定されている。

コミュニティ支援農業（ＣＳＡ）や農地保全トラストの広がり

農家と消費者がより緊密に結びつく運動も、各地で根づき始めた。東部のマサチューセッツ州で八〇年代なかばから始まったコミュニティ支援農業（ＣＳＡ、Community Supported Agriculture）が、それである。アメリカ東部地域の農業は、平坦地が少なく、規模も小さかったことから、早くから消滅の危機に瀕していた。大規模流通網の広がりのなかで、普通のスーパーの店頭に並ぶ農産物の大半は州外産で占められ、平均二〇〇〇㎞を運ばれているという。そこで、地域農業の存続をはかる動きが活発化したのである。

ＣＳＡは、消費者グループが農家グループと直接契約し、先払いで野菜などの農産物を買い取る仕組みである。そもそものモデルは、日本の提携・産直運動であった。消費者と直接手を結ぶことで、危険負担を協同で担いつつ、農民は大手資本による市場支配から脱して経営の安定性を確保し、消費者は安全・新鮮・安価な農産物を手に入れる。九〇年には約五〇にすぎなかったが、現在では約六〇〇グループ、一〇万人以上が参加するまでに広がった。

当初は比較的高所得層中心だったが、ファーマーズ・マーケットと同様、最近は低所得層の食料確保手段としても注目され出した。都市の低所得層向け栄養改善グループと提携する動きも生まれている。

農産物の購入のみならず、生産現場により深くかかわる動きも出てきた。一例に、ワシントンＤＣで始まった市民農場プロジェクトがある。フロム・ザ・グラウンド・アップというグループが、とくに低所得地域住民向けの農産物販売スタンドを開設し、プロジェクトの所有する農場でボランティアによって生産された農産物を販売している。こうした一種の市民農場の多くは持ち株制で、農場株をもつ個人、レストラン、協同組合などが、生産された農産物を受け取る仕組みが一般的である。

同様の動きとして、減少する農地を保全し、環境保全型農業の振興をはかる、ファームランド・トラスト（農地信託）の運動が広がっている。八〇年代初頭から始まり、協力農家の地役権を譲り受けて、減農薬農業、景観保全、野生生物保全などを市民と農家が協同して推進するのである。市民の協力は、資金提供、労働奉仕、生産物の購入（産直）、ファーマーズ・マーケットの協同運営など、さまざまである。地域レベルのこうした活動が核となって、郡や州政府が農地信託と農地保全プログラムを実施する例も広がり始めた。九八年には二〇州が取り組むようになっている。

弱小農家が相次いで消滅してきたアメリカだからこそ、一種の社会的対抗力としてファーマーズ・マーケットやCSAなどが活発に展開されていると思われる。とくに、八〇年代に進んだ農村コミュニティの崩壊やルーラルゲットー（農村貧民地区）の出現への危機感から、小規模家族農業の支援運動、地域活性化の試みの一つとして、広がっていく。その根底には、大型スーパーマーケットチェーンに典型的な、大規模企業型農業と遠距離流通のもとで工業製品化した農産物への批判と反省があった。

日本にもまして、農業そして社会をとりまく状況が厳しいアメリカだからこそ、こうした動きが積極的かつ創造的に広がっているように思える。そして、イギリスはじめヨーロッパ各国でも同様の動きが起きてきたことに注目すべきである。アメリカの政策や農業は、自由貿易と市場万能主義が主流をなしてはいるものの、よくみると決して一枚岩ではない。多様な動きを内部に秘めている。世界的に共通して、農業の再建には草の根市民や農民の地道な運動こそが、大きな鍵を握っているのである。

4　激化する経済のグローバリゼーション

グローバリゼーションの主役は誰か？

世界が一体化していくグローバリゼーションは、近年そのスピードを急速に増してきた。世界貿易の拡大、インターネットの驚異的な広がり、金融自由化と巨額の資本移動、人びとの越境移動の規模は、かつてないレベルになっている。私たちの生活も、食べもの、衣服、住居（木材）など、どれをとっても多くを海外に依存するようになった。こうした経済の国際化を強く推進しているのが、企業の国際化（多国籍化）であり、国際的ビジネス活動である。

いわゆる多国籍企業の数は、一九七〇年にはわずか七〇〇〇社程度だったが、九九年には約六万三〇〇〇社、子会社六九万社に及んでいる。世界経済に占める力は巨大化しており、世界各国のGDP（国内総生産）と各社の年間販売額を比較すると、上位一〇〇のうち五一を多国籍企業が占めている（九九年）。たとえば、GM（ジェネラル・モータース）はデンマークより、ダイムラー・クライスラーはポーランドより、ロイヤル・ダッチ・シェルはベネズエラより、IBMはシンガポールより、ソニーはパキスタンより、それぞれ経済規模が大きい。

なかでも、トップ二〇〇社の総売上げは世界総GDPの二七・五％に相当し（九九年）、その割合を伸ばしてきている（八三年は二五・〇％）。ちなみに、その総雇用者数は世界の総雇用者数の〇・七八％にすぎず、人数も八三年より一四・四％増えたにすぎない。その間に総利益は三六二・四％も増大している（Corporate Globalization Fact Sheet, 2001 など）。

世界経済は第二次世界大戦後、一貫して発展をとげてきたが、その発展パターンには大きな歪みがともなっていた。国連開発計画（UNDP）の九九年報告『グローバリゼーションと人間開発』は、世界全体で所得の多い上位二〇％の人びとと所得の少ない下位二〇％の人びとの所得格差は、六〇年には三〇対一であったのが、九〇年には六〇対一、そして九七年には七四対一へと拡大し、所得と生活水準の格差はグロテスクなまでになったと指摘している。そして、世界人口の富める上位二割の人びとが世界の所得の八六％を占めるのに対して、貧しい下位二割は一％を占めているにすぎない（九七年）。

同報告によると、とりわけ九〇年代の金融グローバル化の陰で、巨額の資産を有する者がさらなる巨万の富を蓄積している。すなわち世界の金持ち二〇〇人の所得合計額は、九四年に四四〇〇億ドルであったが、九八年には一兆四二〇億ドルにまで増えた。四年間で二・四倍、日本円に換算して一日あたり約五〇〇億円（一ドル＝一二〇円換算）ずつ増えたのである。

グローバリゼーションが拡大するなかで、世界の富は大きく増大してきたが、その多くが富める者に利するものだったわけである。九九年の世界貿易機関（WTO）シアトル閣僚会議（ワシントン州）が多数の異議申し立ての声を受けて決裂した事件や、その後のグローバリゼーション反対運動の盛り上がりの背景には、こうした従来の発展の矛盾に対する批判や不満が大きな要因になっていたと思われる。

世界の矛盾を体現するアメリカ

豊かさを約束するかに見えたグローバリゼーションの発信地であり体現者は、アメリカである。とりわけ二〇世紀に大繁栄を謳歌してきたアメリカで、そのグローバリゼーションに反旗がひるがえったのは、きわめて象徴的であった。アメリカの繁栄自体が、実はグローバリゼーションの矛盾そのものを体現する側面をもっていたからである。

第一次クリントン政権の労働長官を務めたロバート・ライシュ教授（ブランダイス大学）によれば、過去一五年間にアメリカの富は三割拡大したが、所得ランク中低位者（所得が下位三分の一から半分の人びと）はその恩恵を受けられず、「持てる層」と「持たざる層」の階層分化がかつてないほど深刻になったという。彼は、富の九三％は上位五分の一の層に集中しており、もっとも裕福な上位一％がアメリカ家計の三九％を握っている、と警告している。

また、『アメリカの社会階層』（Stepphen J. Rose, *Social Stratification in the United States*, The New Press, New York, 1992, 2000）によれば、所得分布では上位一％が全所得の四分の一を、上位一〇％で五四％を得ており、残りの九割が四六％を分け合う構造になっている。資産分布では上位五％が六〇％、上位二〇％が八四％を所有しており、四〇％の人びとは純資産がゼロかマイナスの状況であるという（九七年）。

生活の実態をみても、世界中に大量の食料を輸出しているアメリカで、全人口の約一割もが食糧難ないし栄養失調状態にあるといわれる。事実、何十万人ものホームレスが存在し、全人口の七％が政府から食料切符（フード・スタンプ）の支給を受けている（二〇〇〇年）。その状況は、飢餓人口を抱えるなかで輸出用商品作物を大量に生産して輸出している途上国の状況を想起させる。富者と貧者の大きな格差という点においても、アメリカ社会で起きている現象は、世界規模で進む格差拡大の構造と酷似しているのである。

表1　世界の穀物貿易の推移（1950～90年）

（単位：100万ドル）

	1950	60	70	80	90
北アメリカ	+23	+39	+56	+131	+113
南アメリカ	+1	0	+4	−10	−10
西ヨーロッパ	−22	−25	−30	−16	+25
東ヨーロッパ・旧ソ連	0	0	0	−46	−34
アフリカ	0	−2	−5	−15	−25
アジア	−6	−17	−37	−63	−81
オセアニア	+3	+6	+12	+19	+15

（注）＋は総輸出量、－は総輸入量。
（出典）"State of the World 1989"（『地球白書』）、1990年はFAO統計より筆者が作成。

食卓を支配し始めたアグリビジネス

穀物については、六〇年代までは比較的、地域的な自給体制が続いていた。七〇年代以降、アジア・アフリカ諸国の輸入量が急速に増え、八〇年代には世界の大半が輸入国となり、現在に至っている（表1参照）。その特徴は、主要輸出国が北米大陸に極端に偏在してきたことで、一極集中化が進む方向で推移してきたといってよい。

八〇年代に入ってまもなく、唯一EUが強力な農業保護政策（価格補償、補助金政策）によって生産過剰状態に入り、輸出国に転じた（一種のダンピング輸出）。その結果、世界最大の穀物輸出国であるアメリカの市場を一部ではあるが奪い、アメリカ対EUの貿易摩擦問題を激化させる。大国同士がいわば農業保護をめぐって補助金合戦を展開したことで、世界の農産物とりわけ穀物市場価格は大きく低落した。市場における自由競争とはいうものの、いわば安売り競争が国家の肝いりで行われてきたわけである。

九〇年代以降の農業貿易交渉では、農業保護の削減目標がGATTおよびWTOで協議されて、今日に至っている。

ここで見逃せないのは、表向きの状況変化の背後にいるアグリビジネスの動向である。かつて七〇年代初頭の食糧危機の時代、とくに七三年からの需給逼迫時に、世界の穀物取引がアメリカに本拠を置くカーギル社を筆頭とする少数の穀物商社によって集中的に支配された。それらは膨大な利益を上げて、巨大化していく。当時から、アメリカ政府は農産物とりわけ穀物輸出を食料援助と組み合わせつつ、国の重要戦略に位置づけていた。そこで行われていたのは、安い価格を武器にしたアグリビジネスの国際的な発展の下支えである。

その後、穀物生産の過剰と価格低下のなかで、流通のみならず生産資材調達・食肉加工・加工食品まで、いわゆる経営の多角化が進む。そして、川上から川下まで世界の食料システム全体が、少数の巨大アグリビジネスの強い影響下に置かれていく。それは、先進諸国の私たちの食事内容が国際化し、なかでも加工食品へ依存度を急増させてきたことや、食べものへのお金の支払い（利益の源泉）が加工品、さらにサービス関連へと大きくシフトしてきたことと、密接に結びついている。

アメリカでは、家庭料理が消え去って久しいといわれる。その裏返しとして、ファースト・フード業界の隆盛ぶりは著しい。いかにしてアメリカの食卓が企業の支配下に組み入れられていったかは、二〇〇一年のベストセラーの一冊 Eric Schlosser の "Fast Food Nation"（楡井浩一訳『ファストフードが世界を食いつくす』草思社）で詳しく紹介されている。その企業集中ぶりはめざましく、たとえばアメリカのフレンチフライの八割は三つの企業によって加工・供給されているという。そして、その現象は今日まさしくグローバル化した。

現在、約六〇の大企業が世界の食品加工の七〇％を支配し、約二〇の大企業が世界の農産物貿易の大半を支配している。とくに、穀物・コーヒー・紅茶・バナナ、さらに鉱物資源に至るまで、その貿易の六〜八割は三〜五の巨大多国籍企業によって行われているのである。

巨大多国籍アグリビジネスは、短期的には高度な生産性を実現する肥料・農薬・種子・機械などの改良を土台とし、世界的な流通・情報網をフルに活用して、発展してきた。最近は、バイオ技術の利用が企業の盛衰を左右することから、化学産業、種子・食品関連産業によるバイオ企業の買収や提携が盛んに行われており、遺伝子特許をめぐる開発競争にしのぎが削られている。ここでもまた、遺伝子組み換え農産物をめぐるアメリカ政府のビジネス支援体制が築かれた。そして、遺伝子特許やバイオ技術のパテント化は、国の重要な政治戦略に組み込まれている。

5　地球的視野からの食料・農業保全政策を

食文化の喪失と画一化

日本では、輸入自由化の促進が、より安い食料を世界各地から入手する豊かさへの道だとよく言われる。だが、そこには大きな落とし穴が隠されている。外見上の食卓の多様化とは正反対に、世界大で国際分業化が進み、画一的なモノカルチャー（単一耕作）、巨大資本による品種と栽培の管理、加工技術と食品の開発が進んでいく。

そして、国際的な流通網のもとでの集中化・画一化によって、多様性の深刻な喪失が世界規模で進行する。世界の食料・農業システムが、いわば安売り競争のもとでグローバルにスーパーマーケット化していく事態、画一化という意味で食のマクドナルド化現象が起きていると言ってもよいだろう。食卓の根幹部分はすでにこうした構造に組み込まれ、食品産業とアグリビジネスに飼い慣らされているのである。

少数の生産国へ集中化が進んだ結果、（一部に輸出補助金問題はあるものの）国際競争力による生産性の強化、とくに価格低下は実現した。それは、経済の論理からみれば効率化の実現といえるが、特定の価値尺度だけの一面的な効率向上は、環境・社会・文化面など数量化できないところで巨大な矛盾（リスク）を増大させる恐れがある。それは、食と農という、大地と自然に結びつき、地域的多様性とバラエティに富んだ文化的発展の原動力の喪失を意味する。

現状のままでは、世界的に（国内・国外の両方で）農山村の生活基盤やコミュニティの崩壊とビジネス的囲い込み現象を引き起こし、地域と風土に根づいてきた食文化、社会・文化・自然資源（遺伝子を含む）の多様性を消失させる可能性が高い。言い換えれば、農業と農村が崩壊し、均一化した社会と文化、不安定かつバランスを欠いた国土利用を加速化していくだろう。

農業政策の改革と対抗文化の形成

いま私たちに必要なのは、目先の利益だけで動く経済のグローバリゼーションに対する批判的視点である。国境を越えた市場化によって、価格差だけがめだちやすいが、そこでは長年の間に培ってきた国レベルの基盤（土台）の違いが見落とされやすい。グローバリゼーションは、とりわけ安全や健康、社会保障、最低賃金制度など人びとの生活や社会を成り立たせる基盤（セーフティネット）を、いとも簡単に突き崩す力をもっている。

当面、そうした事態に対しては、セーフガードなどの調整・緩和機能を国内的・国際的にいかに矛盾少なく（公正に、排他的でなく）働かせていくかが、受け身的ではあるが重要な政策の柱とならざるをえないだろう。

中・長期的には、産業競争政策としての農業政策（旧・農業基本法の枠組み）から、社会・環境・文化・福祉政策を組み込んだ農業政策に変えていく必要がある。

すなわち、従来の環境負荷型の農業がもつ環境的マイナス面を削減する一方で、見落とされてきた景観の形成、環境・国土保全機能などプラス面を積極的に評価・重視する「農業政策のグリーン化」を柱とすべきである。たとえば、新たに導入された条件不利地域への所得保障政策については、以下のような総合的な政策として展開していく必要がある。

① 有機農業・環境保全型農業を促進する体制づくり（広く環境税制改革の一環に組み込む）。
② 福祉・教育・地域・人的資源の活性化につなげるための各種補助・優遇制度の充実（広義の福祉政策に組み込む）。
③ 地域の個性的発展を促す地理的特性・伝統文化などの特別表示・ラベリング制度（フランスで普及している）。
④ 都市と農山村の交流プログラムの多角的展開。

これらは、全国一律に上から下へと降ろすのではなく、環境・景観・福祉など各種機能・条件を農家や農村側が提案して、行政やＮＰＯなどの協力のもとで推進する仕組みづくりが重要となる。

また、農業の担い手も、地域の農家を基礎としつつ多様化が求められる。これからの農業は、一面では、生産から流通・加工・販売に至るまで、品質と地域性を重視した市場の多元化にもとづくビジネス的な展開がはかられる。だが同時に、ホビー（趣味）・レジャー型農業、各種市民農園の積極的な支援、そして協同組合・農業生産法人のみならずNPO法人、あるいは農家と市民・NGOなどが提携する協働形態など、さまざまな主体形成と協同のネットワークが課題となるからである。なかでも、高齢社会が深刻化するなかで、省庁の壁を超えて農業・農村の福祉的な機能に大きな光をあてていく地域政策が大切だ。

一方、私たち生活者やNGOの視点からは、対抗文化の形成が求められている。すなわち、対外的にはフェアトレード、地域・国内的にはファーマーズ・マーケットの振興、地産地消（地域産品の有効利用・循環化）、有機農業による提携・産直運動（生産と消費の連携強化）、あるいはスローフード運動（ファースト・フードへの対抗的視点）など、地域・文化・環境の多様性を保持・復権していく運動形成である。

私たちに必要なことは、従来の価値観の問い直し、商品購入という狭い消費活動だけで豊かさを判断する視点からの解放だ。生活全体の再構築、労働のみならず家庭生活から余暇、趣味・教養、さまざまな交遊や交流、知的・文化的活動まで、大地・自然と結びついた生命活動のトータルな復権と、新たな公共空間、社会文化の創造なのである。

【参考：役に立つウェブサイト】

日本国内

● 有機農業・環境問題
http : //homepage 2.nifty.com/oryza/
● 農林漁業・環境問題
農林中金総合研究所 http : //www.nochuri.co.jp/report/gyo.html
● 農業問題
農業協同組合新聞 http : //www.jacom.or.jp/
JA 全中 http : //www.zenchu–ja.org/
農林水産省 http : //www.maff.go.jp/
● セーフガード運動
生協コープかごしま http : //www.kcs.or.jp/mycoop 3/2001/01–03/sefegard/safegard.html
● アグリビジネス研究
Shuji HISANO's Office http : //member.nifty.ne.jp/hisashu/index.htm
● グローバリゼーション・児童労働問題など
アジア太平洋資料センター http : //www.jca.apc.org/parc/
● 食・農・環境・グローバリゼーション
古沢ゼミ（建築中）http : //www2.kokugakuin.ac.jp/~furu1/main.htm

海外・アメリカ（英語）

● アメリカ農務省小規模農業・食料保証関連
http : //www.usda.gov/oce/smallfarm/sfhome.htm
http : //www.reeusda.gov/agsys/smallfarm/
http : //www.fns.usda.gov/fsec/
● ファーマーズ・マーケット
http : //www.ams.usda.gov/farmersmarkets/
http : //www.farmersmarketonline.com/
● CSA（コミュニティ支援農業）
http : //www.csacenter.org/
● ファームランド・トラスト
http : //www.farmland.org/
● ファームワーカー支援団体
http : //www.afop.org/frames.html
● カリフォルニア農村レポート
http : //www.cirsinc.org/
● 農村移民ニュース
http : //migration.ucdavis.edu/
● 多国籍企業・農業関連
http : //www.corpwatch.org/
http : //www.rafi.org/
● 労働問題・スウェットショップ関連
http : //www.sweatshopwatch.org/
http : //www.dol.gov/dol/esa/public/nosweat/nosweat.htm
● 人間開発指数（UNDP「人間開発レポート 1999」）
http : //www.undp.org/hdro/99.htm

第6章

食べものには、まっとうな値段がある―― 山下惣一

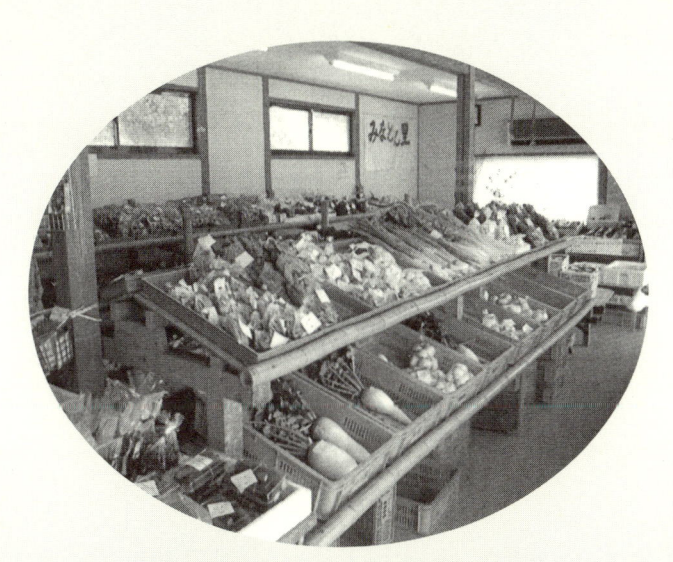

年中無休の直売所みなとん里(佐賀県唐津市)

1　大きくなってはいけない

市場に出さずに、楽しく売る農業

「巨峰」というブドウを一〇 a弱、露地で栽培している。二〇〇一年は三二〇〇房に袋をかけた。集落の農家一〇〇戸で運営している直売所で、八月中旬から一カ月ほど売っている。売価は一kg一〇〇〇円、三〇〇g入り三〇〇円。最初から最後まで同じ値段だ。値上げもしないかわりに、値下げもしない。

一〇〇円単価の野菜が多いなかでは割高感を与えるらしく、「高い！」と言う人がたまにいる。そういう人は買わなきゃいいんだ。安いものはいくらだってあるから、そっちを選べばいい。一〇月からはレモンを出す。こちらは三個で一二〇円。これも最初から最後まで同じ値段である。

農業という仕事は、作り、育てるときに楽しく、売るときに腹が立つ。だから、売らない農業をやるか、楽しく売るか、このいずれかができれば最高だ。私は百姓人生の後半、その方向をめざしてきた。米をはじめほとんどの農産物が採算割れで、アホらしくて他人のために大量に作る気にはなれない。

子どもたちがまだ小学生だったころの話だ。長男の担任の教師が「農作業を子どもたちに手伝わせてください」としきりにすすめる。いま流行の「食農教育」のはしりだった。「家庭から共同作業が消滅して、子どもの育つ環境がこわれた」と主張する教師が、「サラリーマン家庭ではもはや不可能ですが、農家ならやれる。ぜひに……」とあんまり言うものだから、当時PTAの役員だったこともあり、実践してみた。

冬の寒い日、川でダイコン洗いをいっしょにやったのである。長男と下二人の娘たちは、小さな手をまっ赤にして懸命に洗った。代償は軽トラック一台分の売上げの半分。ところが、青果市場へ出したら、軽トラック一台全部で三〇〇〇円。八％の手数料を差し引かれて、手取りは二七六円だった。

「ね、どうだった？」と目を輝かせて問いかける子どもたちに、答えることができなかった。あの屈辱とせつなさは、いまも忘れられない。以来、私は青果市場に出さなければならないほどには作らない方向をめざすようになる。

国産レモンがブームのころ、消費者に頼まれて南向きの陽当りのいいミカン山の一角に、レモンの苗木を二〇〇本植えた。三年目から実がなり始める。レモンは、一一月ごろまでは青い。一定の大きさになったら収穫して貯蔵し、黄色くなってから出荷する。カリフォルニア州のサンキストの工場でも、そうしていた。

しかし、レモンは黄色いものと思い込んでいる消費者に、青いレモンは拒否された。仕方なく、都市の知合いに依頼して数カ所に「レモンの会」なるものを組織してもらい、宅配便で送った。ところが、運賃と中味がほぼ同額になるのだ。消費者はレモンと同額の運賃を食べていることになる。あるグループの会合に顔を出したら、一人の主婦から「なければ食べなくてすむものですからね」と言われ、それはそのとおりだと思って宅配をやめ、大半の木を伐った。いま残しているのは二〇本ほどだ。

直売所で豊かな暮らしを実感

村（集落）の中に農産物の直売所を造ろうと私が提案したのは、そのような個人的な背景があってのことだった。私の体験は村の農家全員が置かれている状況であり、もっと言えば日本中の農民たちの境遇でもある。

三年ほどは耳を傾ける人がいなかったが、五年目ごろからその気運になる。組織をつくり、私たち役員が海辺の国道沿いに小さな直売所を手造りした。一九九〇年の春のことである。ところがその夏、台風が直撃して直売所はペチャンコに潰れた。玄界灘《げんかいなだ》から直接風が吹きつけるので、飛ばされないようにワイヤーで三カ所、地べたにくくりつけていた。その効果で飛ばされなかったかわりに、潰れたのだ。

跡片付けをしながら、私は落ち込んでいた。女房からは「余計なことを言い出して、もし失敗したら何と言われるかわからん。心配をつくるようなもんよ」と言われ、それはそうだと思い、役員たちに「やめようか」と言った。だが、みんな元気だった。

「いまやめたら、それこそ笑いもんばい。やろう、やろう」

そこで、四〇〇〇万円をかけて現在の直売所「みなとん里」ができた。地名の湊《みなと》の方言読みで、私が命名した。店員を二人置き、年末年始に一週間、お盆に一日休むだけで、毎日営業している。

よく売れる。一番ありがたかったのは、出荷者に半農半漁の人がいて、朝あげた定置網の魚が食べられることである。季節によって種類が違い、これはもうピチピチ跳ねていて最高。野菜の出荷者たちが買いつくして、一般客が来る午前八時には姿はない。暮らしが地元の資源に依存するようになって、豊かになったとしみじみ実感している。しかし、もともと田舎の暮らしはそういうものだったのである。

直売所ができたことで、とくに女性とお年寄りがすこぶる元気になった。大型機械を使い、低コストで大量に生産する近代農業では、この人たちの出番はない。人は社会的な存在だから、社会と隔絶しては生きていけない。出番のなかった女や年寄りたちが、わずかではあっても直売所に出荷することで収入を得、社会とつながり、人とふれあえる。いずれみんな老いるわけで、自らの存在意義を実感できるシステムとしての直売所の、これがもっとも大きな効果だろう。

九八年には、直売所の隣に一七名の女たちで「農産加工場」を立ち上げた。当初からの計画だったものの、なかなかその気運にならなかったが、直売所で毎朝顔を合わせる女たちが、女だけの「野菜の勉強会」を始め、そのなかで建設の気運が盛り上がってきたという。直売所の成功で勢いづいたのである。

女房もメンバーで、会計を担当している。許可を得ている製品は菓子類、漬物、味噌で、これもよく売れる。ニット市場というのだそうだが、網の目のように張りめぐらされた広域流通と飽食と過当な競争のなかにも、スキ間はあるものだと感心している。消費者（農家も消費者だが）の意識も変化してきたようだ。

私は亭主たちに呼びかけて「支援する男たちの会」を結成した。原料生産は男たちが受け持つ。父ちゃんが一次産業、母ちゃんが二次、三次産業で、合わせて六次産業というわけである。たいした稼ぎにはならないが、みんな元気だ。それでいいのだと私は思う。

「農産加工場の売上げに上限を設定すべきだ」と、私は女房に進言している。これは暮らしの延長であって、商売ではない。私の考えでは、一人あたり一カ月の稼ぎは国民年金の受給額が上限で、これを超えてはいけない。大きくなってはいけないのである。大きくなるから潰れるのだ。農業も企業も同じである。大きくなったものは、必ず潰れる。大阪の人たちは「おでき
と事業は大きくなると潰れる」と言っている。

もっとも好調な時期に最大になるわけだが、社会の変動と浮沈は避けられず、悪いときに支えきれなくなる。日本の農家がこれまで潰れなかったのは、大きくならなかったからである。これは農業の弱さではなく強さなのだと私は考える。商家では三代続けば老舗だが、農家の三代はまだ新家である。私たちが農業をやる目的は、ふるさと、墳墓の地で豊かに元気に暮らすことであり、農業はその手段のひとつであって、決して目的ではない。

世界中の農村で同じ問題が起きている

九九年の冬、加工グループの七名をつれてタイへ農民交流に行った。私は「アジア農民交流センター」という、名前はでかいが実にささやかなNGOの代表をしており、イサーンと呼ばれるタイ東北部の農民たちと一〇年以上の交流を続けてきた。

国情や価値観が違うので、それほどの実績は残していない。けれども、研修生として招いた青年の一人が、日本の産直や直売からヒントを得て、タイに帰ってから自分の村で朝市を始めたところ、大ヒット。周辺六カ村に広がっているというので、経験交流に出かけたわけであ

る。政府が奨励するキャッサバやサトウキビなどの輸出用商品作物に特化して借金を増やし、娘を売るという農業からの脱却を、タイの農民たちも考え始めている。

ぶつかっている問題の根は、私たちとまったく同じである。玄界灘に面した私の村でいま起きていることは日本中の農村で起きており、日本の農村で起きていることは世界中の農村で起きている。これがグローバル化した時代の大きな特徴である。

2　食のユニクロ化は是か非か

間違っているのは世の中

漁師の友人から、大きな生きたタコをもらった。女房に茹《ゆ》でてもらい、湯気の立つブツ切りを肴に善ちゃんと飲んでいるところに、ひょっこり竹ちゃんがやって来て、「お、馬に乗ってきた！」。

いい場面に間に合うことを、私の在所ではそう言う。遅れると「牛に乗ってきた」になる。酒を飲みながら、三人のバトルトークの第二ラウンドが始まった。実はこの春、激しい第一ラウンドを戦っていたのである。発端は、私の書いたものに対する竹ちゃんのクレームだった。

「日本農業とやらが滅びても百姓は困らない。どんな時代になっても自分と家族が食べる分だけは作り続けるわけだから、農業・食糧問題など百姓の知ったことじゃない。農業が滅びて困るのは消費者だ」という私の従来からの主張を内心、苦々しく思っていたらしい。

「いつかひとこと言わにゃと思うとった」と切り出した。

「アンタはいつも生産者、生産者というが、およそ世の中に消費がなくて成り立つ産業はなかとですよ。もう少し消費者の側に立って発言せにゃいかん」

非農家の生まれで、タクシードライバーで定年まで勤め、退職したばかりの竹ちゃんは、同じ村の中に住んでいても考え方は異なる。

「何ば言うか！」と善ちゃんが噛みついた。後継者とともに葉タバコ三ha、米一haを耕作する専業農家の善ちゃんは、誇り高き農本主義者で、世の中を支えているのは百姓だと広言してはばからない。人の健康を害するタバコの原料生産で生活しているくせに、立派なことを言えた柄ではないと私はいつも冷やかすのだが、いっこうにへこたれない。

「百姓が生産するからアンタどもは食えるとだろうが」と善ちゃんが言えば、「そりゃ、あべこべばい。消費があるから生産できるとじゃろうが」と竹ちゃんが反論する。

竹ちゃんは、勤めていたころのタクシー業界の話を例にあげて言う。

「ピカピカのタクシーを一〇〇台並べても、お客さんがいなかったら、たったの一台も動かんとですよ。農業だって同じことばい。消費あっての生産で、消費者から見放されたら農業は潰れますよ」

「そうだろうか？」と私は言った。

「そんならアンタ、明日から一〇日ばかりその消費者とやらをやめてみらんね。アンタみたいな人間にオレの農産物は食ってもらわんでもよか」

「お、そう言うや」と竹ちゃんは目を丸くした。

「アンタが言わせたとたい」

「よし、わかった」。竹ちゃんは意気込んだ。

「そんならオレはアメリカや中国の農産物ば食う。アンタらのは食わん」

「バカ言え！」。善ちゃんが大声をあげた。

「そのアメリカも中国も、百姓がいて生産するから食えるとぞ。百姓がおらんごつなったら、アンタどもはかっえる（飢える）とぞ」

「こりゃあ、いかん」。竹ちゃんはあきれて、「アンタどもは二人とも間違うてしもうとる。世の中の人に聞いてみんね。アンタたちの言うことが通用するかどうか。話にならん」

「バカ、間違うとるのは世の中のほうじゃ」と善ちゃんが言って、ゴングだった。竹ちゃんは理論武装して出直してくると、捨て台詞《ぜりふ》を残して帰った。

セーフガードに怒る竹ちゃん

そして、今回タコを肴に第二ラウンドとなった。

竹ちゃんが怒っているのは、日本では初めて発動された長ネギ、生シイタケ、畳表（イ草）の三品目に対する「暫定セーフガード」であった。二〇〇日だから、一一月八日で期限が切れる。

「政治家は何ば考えとるとや！」と息まく。その怒りで、反撃にやって来たのだ。

「中国の安い農産物を輸入する。中国の農民の所得が増える。国際貢献ですよ、これは。そして、輸入業者はもうかる。港も活気づく。日本の消費者も助かる。いいことずくめじゃろ。いったい、どこが悪いのか！」

不況、リストラ、減給で、みんな生活が苦しくなっている。一円でも安いほうがいい。安いものはどんどん入れるべきであって、それを政府が妨害するのは国民の生存権の侵害だというのだ。

「アンタ、どう思うね？」

う〜ん。これはむずかしい問題だ。これほど単純で、明確で、説得力をもつ理論を、同じ分量の表現でくつがえすことは困難である。少なくとも、その一〇倍の分量がなければ論破できない。

「あのね竹ちゃん、セーフガードは輸入禁止ではなかとですよ。急激に増えたからその分の関税を高くするわけで、これはＷＴＯで認められている輸入国の権利ですよ」

農水省の調査によれば、中国からの輸入ネギは一九九六年の八七〇七トンから二〇〇〇年の四万一七五〇トンと、五年間で四・八倍に増えた。シイタケもイ草も同様である。そのためＷＴＯのルールに従って、ネギは五三八三トンまでは現行の関税率の三％とし、それを超えた分については一kgあたり二二五円（関税率で二五六％）を課すことになったわけである（第3章参照）。

「ところが、中国から報復されて、自動車、エアコン、ケータイに一〇〇％の特別関税をかけられた。二〇〇万円の車が四〇〇万円になるわけじゃけん、実質販売禁止ばい。ネギやらの輸入額が二四〇億円、自動車などの輸出の損失が六六八億円。国益に照らしてみて、どっちが得ですか？」

まるで、どこかの政治家みたいな口ぶりだ。非農家の年金生活者は、新聞やテレビを見るゆとりがあるのだろう。専業農家は忙しく、日々の農作業のことで精一杯で、日本農業や国際情勢まで頭が回らない。さすがの善ちゃんも沈黙し、やっと、こう言った。

「日本でできるものを外国から持ってくる必要はない。アンタたちは日本人だろ、日本の農産物を食うべきだ」

「そりゃあ違う」と竹ちゃんは威勢よい。

「アンタたちは消費者に選ばれる努力が足らん。外国から輸入されるものに負けないだけの努力をせにゃ。すぐに自民党の政治家に泣きついてセーフガード。なんちゅう話か。そんなことしていたら、日本中の消費者を敵にまわすばい。農業も構造改革をやらにゃいかん」

命にコストをかけないのか?

「そのとおりだ。アンタの言うことが正しい」と私は言った。「ばってん、そうはならん」

中国と日本のネギの生産費調査によれば、一〇kgあたりの生産費は中国の二五六円に対し、日本は二三八八円で九・三倍。もっとも差が大きいのは労働費で、一時間あたりの労働単価は日本の一六五四円（『ポケット農林水産統計二〇〇〇』）に対して中国は一六・六三円（『中国農村統計年鑑』）と、ほぼ一〇〇倍の開きがある。農家の経営努力でこれを縮めるのは不可能だ。それを要求するのは、この日本で農民だけは中国の農民並みの生活をしろというに等しい。労賃も物価も高いのだから、農産物が高くなるのは当たり前の話だ。

「そんなことは消費者の知ったことじゃない。安くて質がよければ、消費者はそっちを選ぶだけの話よ。選ばれる側が考えにゃ」

私も善ちゃんも押されっ放しだ。

「ね、竹ちゃん」と私は言った。

「製造業が中国に進出するのは、なぜですか？　労働コストが安いからですよ。そして、安い製品が日本へ入ってくる。対抗上ほかの業者も外国へ出ていかざるを得ない。つまり、国内産業の空洞化です。日本には仕事がなくなるわけよ。もちろん、タクシーに乗る人もいない。中国人がわざわざタクシーに乗るために日本に来ますか？　結局、安いものを買うということは、つきつめていけば自分の存在の否定になる。わかる？」

「そりゃあ屁理屈じゃ。そんな理屈は世間には通用せん。安ければいいんですよ、安ければ。もっとユニクロに頑張ってもらわにゃ」

社会のユニクロ化は究極のところ日本人を一〇〇円ショップの品物と同等にしてしまうというところまでは、竹ちゃんの想像力は働かないようだ。

かくて第二ラウンドは引き分け、というより善ちゃんも私も劣勢であったから、実質判定負けであった。だが、安いものを食べるということは、命にコストをかけないということである。いったい命より大切なものって何なのだろうか？

3　中国の農民はセーフガードの被害者か？

日本向け野菜の生産基地

二〇〇一年九月三日から八日まで、五泊六日で中国の野菜産地の視察に行った。山東省安丘《アンチウ》市（青島《チンタオ》市の西、人口約一三〇万人）。ここで日本向け野菜の七割が生産されている。

「私は中国でただ一人の農業専門の通訳です」と、ガイドの王向宇《ワンシャンユィ》さんは胸を張った。専門用語が多いので、一般の観光ガイドでは通用しない。小柄で、眼鏡をかけ、まるっきり化粧っ気のない女性だ。六歳の子どもが一人いるというから、推定三四～五歳か？

日本からの農業関係者やバイヤーの視察団が殺到するので、彼女が勤める青島華青国際旅行社では一九九九年に農業部門を新設し、王さんが専任となったのである。会社で扱う旅行団の大部分は農業関係というから、思わぬ波及効果だろう。

地図を広げてみればわかるが、日本列島の北端から南の八重山列島まで、すっぽりと中国に入ってしまう。中国からみれば日本や韓国は周辺国家なのだという話があって、ギクリとした。つまり、日本で穫れる農水産物はすべて中国でも穫れることを意味している。

なかでも、山東省は農業地帯だ。全長五四六四キロ、中国第二の大河である黄河が悠久の歴史を刻んで内陸から運んできた肥沃な土砂の堆積で、一大平野を形成している。黄河文明、中華文明発祥の地なのである。その農地は六八〇万haで、日本の四八三万haよりはるかに広い。総人口は八八八二万人で、七四・〇%の六五七〇万人が農村人口だ（二〇〇〇年）。

中国は広大である。だが、一戸の農家が耕作する面積はきわめて零細で、全国平均で〇・五八haと日本の半分以下。青島市や安丘市ではもっと少ない。耕地も広いが、農業人口はもっと多いのである。

七八年から始まった「改革・開放」政策以降、人民公社を解体し、農家人口によって農民たちに耕作権を配分した。安丘市では一人一ムー（一ムーは約六・七a）、青島市近郊では〇・五ムーだったという。だから、平均的な農家の耕作面積は二五aとか三〇a程度。昔、日本で言っていた、いわゆる「三反百姓」である。

労働力は三人も四人もいるから、それこそ寸土も余さず耕作し、雑草一本生えていない。しかし、風景はさながら市民農園か家庭菜園のようである。ネギ、タマネギ、トウモロコシ、ショウガ、ニンニク、アスパラガス、ニンジン、ハクサイ、トウガラシ、ダイコン、ピーマン、ラッカセイなど少量多品目生産で、日本の農民を戦慄させたパワーは感じられない。

党の指導に忠実な農民たち

二年前の九九年から野菜の輸出業を始めた朱景法《ジュジィンファ》さん（三八）の加工場を見に行った。セーフガードの暫定発動でネギの作付面積が前年の六分の一に減ったとぼやく朱さんの加工場では、輸出用タマネギがわずかに残っているだけだった。

「タマネギ五〇〇〇トン福岡へ送りましたよ」とガイドの王さんが誇らし気に言う。

「セーフガードは中国の農民だけでなく、私たち加工場にも日本の消費者にも損害を与えた。早く正常に戻してほしい」と朱さんは訴える。

二〇〇〇年はネギだけで朱さんの加工場から三〇〇〇トン輸出したが、〇一年は五〇〇トン。二五〇人いた従業員を一〇〇人に減らし、セーフガードのかかっていないタマネギ、ショウガ、ゴボウ、ニンジン、アスパラガスなどへの転換も考えているという。そういえば、畑でとくに目についたのが、ショウガとアスパラガスであった。

日本のセーフガード暫定発動でネギの輸入枠があることを知った農民たちは、畑に植え付けていた苗を引き抜いて別の作物に転換したという。

だが、この話には納得がいかなかった。アッという間にネギの作付けが六分の一に減ったというのである。こんなことがあり得るのか？

「誰が情報を流し、転換を促したのですか？」

「自発的に農民がやるんですよ」と王さんは当然だと言わんばかりの口ぶりで、「テレビもラジオもあるし、インターネットをやっている農民もいますよ」。

所得が低いからパソコンがないとは言わないが、耕作面積が二反か三反の中国の農家にパソコンは想像しにくい。

朱さんのような輸出業者からの伝達というより、中国共産党の指導だろうというのが、私の推測だ。計画経済のなかで長い間、農民たちは売り先の心配がなかった。改革・開放政策で個人請負制となり、ノルマ以上は自由販売となったが、マーケットは地元の自由市場しかない。だから、売れないものは作らない状況になっている。したがって、輸出用についても「これはやめろ！」と党の指導があれば、素早く対応するのではないか。村々には人民委員会があり、党書記が常駐しているから、ここが司令塔だろう。

事実、私と同室だったN氏は、割りばしから始まって乾燥シイタケ、海草、ニンニクなどを中国から輸入してラーメン屋などへ納めるビジネスを三〇年やってきたという人だが、常に必要なとき、必要な量のみのスポット買いで、中国からクレームがついたことは一度もないという。北京のインテリ層と違って農民たちは党に従順であり、セーフガードに対しても陳情や抗議より素早く対応するほうを選ぶのではないか。あくまで想像だが……。

自転車で村へ帰る農民を呼びとめて話を聞くと、セーフガードにはふれず、「ネギからスイカに転換して三万元稼いだ」という自慢話に終始した。

実際、セーフガード発動後にネギの値段は暴落し、一kgあたり二六円のコストをかけて生産したネギが一七円で買いたたかれ（山東省蔬菜研究所調べ）、日本のスーパーで二一〇円で売られていたそうだ。

取り残される農村・農民

道端の畑でショウガに地下水を灌水している若い夫婦がいたので、車を止めて話を聞いた。三二歳という日焼けした農民は、母親と妻、六歳の男の子の四人家族。四ムー（約二七a）を耕作しており、このショウガ畑は前年までネギを栽培していたという。ショウガも全量日本向け輸出用、売値は一kg三元（四五円）で、一ムーから三～三・五トン穫れると、はきはきと話す。それだけでは生活が苦しいので、農閑期には大工として稼ぎに行き、年収が一万元（一五万円）ほどだそうだ。このあたりの農家はみんな兼業をやっており、専業農家はいないという。

「子どもに農業をやらせますか?」の問いに、彼は首を横に振った。そのきっぱりとした激しい振り方が、中国の農民たちが置かれている状況を象徴的に表現しているように思えた。しかし、農民からはセーフガードについての不満は聞かれず、正直いって自殺者が出るような雰囲気は感じられなかった。

ＷＴＯ加盟と〇八年のオリンピックを控えて、中国は大きく変わろうとしている。私はこの季節に三年続けて北京に来ているが、すさまじい変化だ。建設ラッシュで、どの方角を見ても建設中のビルとクレーンばかり。かつて北京銀座と親しまれた王府井《ワンフーチン》の古い店は取り壊されて高層ビル街となり、すでに三線が開通しているアウトバーン（外周高速自動車道）はオリンピックまでにさらに二線が郊外へ延伸するという。地べたから湧き出るような自転車の列は車に変わり、前年までいた天安門前の人力車はすっかり姿を消していた。

表があれば裏がある。経済発展に取り残されるのが農村・農民だ。一人あたりの年収は都市で六二八〇元に対し、農村では二二五三元（二〇〇〇年）と、三倍の格差だという。

水は高きから低きへ流れ、人は所得の低いところから高いほうへ移動する。この流れは止められない。中国では計画経済のおもに食糧分配の必要性から、都市住民と農村住民を「戸籍」で区別しており、実質的に移動禁止となっている。都市戸籍を持たない農民が街へ出てきても、正規には転職も就学もできない。しかし、そんなことはものともしない、怒濤のような流れが起きている印象だ。

プロレタリア文化大革命の末期、一九七四年に初めて訪れた北京は、人口七〇〇万人あまりの静かな田舎町だった。それが、いまや都市戸籍を持った人が一五〇〇万人、持たない人が一五〇〇万人と、首都圏の人口が何倍にもふくれあがっていると、北京のガイドは説明した。

中国の統計では北京の人口は七三四万人（一九九六年末）だが、この数字は実感とほど遠い。貧富の格差があるかぎり人びとは移動し、この流れは規制では止められない。戸籍制度は五年後には廃止になるという噂だ。したがって、農村・農民の貧困解消、所得向上は、中国にとって最重要の政治課題なのである。

中国政府の「農村経済発展第一〇次五カ年計画」（〇一年〜〇五年）によると、WTO加盟によって農業生産・貿易が大きな影響を受けるため、農民一人あたりの収入の伸びを五％前後とし、〇五年までに農村の豊富な労働力四〇〇〇万人を移転させるなどで全就業者に占める農業就業者の割合を現在の六八％から四四％に引き下げる、などの目標を設定している。現在、二億人といわれる過大な過剰人口を抱えている農村での労賃の上昇は、当面は望めないという。沿岸部では、立地を生かした農産物の輸出産地を育成し、外貨獲得をめざす「商品農産物生産基地の建設」が重点施策としてあげられている。

中国がWTO加盟を急ぐのも、近年急激に中国からの野菜輸出が増えたのも、このような国内事情を背景にしているとすれば、今後の対応は容易ではない。

最終日、日本大使館でレクチャーを受けたが、セーフガードの本発動には及び腰の印象だった。中国のWTO加盟に対して「おめでとう」と祝福すべき立場にある日本が、加盟と同時にセーフガードをめぐってパネルで争うのはどうもまずい、という政治判断が優先しそうだ。首相の靖国参拝、歴史教科書となにかとギクシャクしている時期だけに、またしても農業がスケープゴートにされる可能性は高い。「セーフガードはあくまでも痛み止めの注射ですよ」と参事官は強調した。

「農業の構造改革を進めて競争力を強める以外に、解決方法はありません」

（中国に関するデータは『中国の農業事情』（日本大使館参事官）、『訪中団レクチャーペーパー』（国際農林業研究センター北京事務所）、『山東省農業概況』（青島華青国際旅行社編）などによる）

4　構造改革より身土不二

基本法農政の破綻

農水省は二〇一〇年を目途に、全国で四〇万経営体（農家三六～三七万戸、法人三～四万）に政策を集中して食糧生産の主要な担い手とする方針を打ち出した。これが農業における構造改革である。

ちなみに『二〇〇〇年世界農林業センサス』によれば、全国の農家戸数は三一二万戸。うち自給的農家七八万三〇〇〇戸、販売農家（経営耕地面積が三〇a以上または農産物販売金額が五〇万円以上）の農家二三三万七〇〇〇戸である。明らかに農家の選別政策で、ひと昔前なら「貧農切り捨て」と国会で論戦になるところだが、いまはそうならない。なぜなら、グローバル化の影響をまともに受けて現在もっとも苦境にあるのは、これまで国の政策に従って規模拡大してきた農家にほかならないからだ。

まず米でその推移をみると、①稲作総出荷額は九五年の二・九兆円が二〇〇〇年には一・九兆円、②自主流通米価格（六〇kg玄米）は九四年の二万一三六七円が二〇〇〇年に一万六〇八四円、③稲作主業農家農業所得は九五年の三九二万円が二〇〇〇年に三〇二万円、④生産調整面積は九四年の六〇万haが二〇〇〇年に九六万三〇〇〇ha、⑤何も作付けしない転作田は九四年の一〇万haが二〇〇〇年に二四万ha（『全国農業新聞』二〇〇一年九月一四日）である。

セーフガードに関していえば、ネギ、シイタケ、イ草に生産を集中特化してきた産地、なかんずく専業農家が大打撃を受け、熊本県のイ草産地では自殺者が相次いだ。もし本発動が見送られれば、これはこの三品目にとどまらず農業全般に及ぶ。つまり、一九六一年制定の農業基本法がめざし、政策誘導してきた「選択的拡大」政策の破綻である。被害者は、国の農政を信じた意欲的な農民たちである。したがって、四〇万経営体に政策を集中するという農業構造改革は、意欲的な農家群を優遇して育成するということではなく、この人たちをいま救済しなければ日本農業は壊滅するという危機感の表明と読むのが正しい。

だが、果たしてうまくいくのだろうか?

リスクのグローバル化

これまでは小さな農家から廃業・転業し、その農地を残った農家が吸収して、わずかながら規模拡大してきた。しかし、今後、大規模化した農家や法人が経営破綻したら、誰が、どこが、受け皿になるのか? 民間企業、株式会社である。いずれは、企業が安い外国人労働者を使って農業をやる時代になるかもしれない。生産されるのは「食べもの」ではなく、国際競争力を備えた「食品」である。「食品」には旬も風土もない。メーカーの名があるのみだ。

グローバル化した巨大食品産業の戦略は、①世界でもっとも安いところから原料を調達し、②労賃の安いところで加工し、③世界中に発送する、である。誰がやろうと、どこが営もうと、日本の農業がその原料生産で国際競争に打ち勝って生き残れる可能性はない。

『日本農業新聞』(二〇〇一年九月一二日)は、WTOが二年ぶりにまとめたアメリカの貿易政策審査報告の概要を報じている。それによると、二〇〇〇年のアメリカの農業補助金は三〇〇億ドル(三兆六三〇〇億円)に達し、九七年からの三年間で三倍弱となり、作物によっては農家の所得の半分以上になるという（一七〇ページ参照）。

以前から指摘されていたことだが、シカゴの穀物相場はダンピング価格なのである。あの値段ではアメリカの農家もやっていけないからこそ、政府が補助金を出しており、その分ダンピングと判断していいのではないか。作物によっては補助金が所得の半分を占めるということは、農家は生産原価の半値で買いたたかれていることを意味する。

安いシカゴ相場がほかならぬアメリカ国内の家族農業をなぎ倒し、国際価格となり、日本のような輸入国では他の農産物の値下げ圧力となる。これこそが諸悪の根源、病巣だと指摘しているのは、ほかならぬアメリカの著名な農民運動家マーク・リッチー氏である。二〇〇〇年三月に東京で開かれた「WTOに関する国際シンポジウム」で、彼はそのことを強調した。WTOが発足した九五年以降、世界中の農民が農業で食えなくなっているのだ。安値攻勢による弱小農家の淘汰は必然的に集中をもたらし、さらなる競争と淘汰を招き、ほとんど出血価格による安い原材料を使って巨大食品企業が世界を席巻するという構図である。

食のグローバル化は、それにともなうリスクのグローバル化でもある。二〇〇〇年、日本では九二年ぶりに牛の口蹄疫が発生し、騒動になった。原因は中国から輸入された稲わらだと推定されている。そして〇一年九月一〇日、あろうことか狂牛病の疑いのある牛が見つかって（二一日に断定された）、また大騒動である。ヨーロッパの先例で周知のように、狂牛病は肉の生産コストを下げるために草食動物の牛に死んだ牛や羊の内臓や骨を飼料として与えた結果だとされている。つまり、安いハンバーガーの代償である。その結果ヨーロッパでは肉食文化そのものが崩壊の危機にあり、ほぼ一〇％の人たちがベジタリアンに転向したと伝えられている。

「もしアメリカで口蹄疫や狂牛病が発生したら、日本はすごいことになるだろうなあ」と思っていたら、今度は驚天動地の同時多発テロだ。今後の推移によっては経済だけでなく、日本人の食生活にも影響が出るかもしれない。

身近な農業が人と環境を守る

日本人のために労多くして益少ない農業を続けて、安く安定的に食糧を供給してくれる奇特な農民は、世界中にたったの一人もいない。結局のところ、身近な農業を守り、支えて、近いところで食糧を生産することこそ、環境の悪化を防ぎ、それぞれが安心して生きられる究極の食糧安全保障だという真実を、いずれ日本人は知ることになるだろう。地産地消、身土不二が基本である。

私がこんなことを言うと、竹ちゃんなどはすぐに「農民のエゴだ！」と反発しそうだから、ここは二人の外国人に代弁してもらうことにしよう。

「食のグローバル化が世界を脅かす」とサブタイトルのついた『悪魔の鍋』（家の光協会、二〇〇一年）の著者、ドイツのジャーナリストのハンス・ウルリッヒ・グリムは、食のグローバル化によってヨーロッパでは狂牛病や口蹄疫が蔓延し、畜産業が深刻な経営危機に追いこまれているだけでなく、肉食というヨーロッパ食文化の根幹そのものが揺らいでいる実態を憂い、それを支えている消費者に対して「便利なものには代償がある。自分でサンドイッチを作るのを時間の労費だと考える人は、リスクの増大を覚悟でセロファン紙に包んだパンをほおばればよかろう」と皮肉をこめて言い放っている。しかも、これが私たち日本の現実ともなってきた。

『ファストフードが世界を食いつくす』（草思社、二〇〇一年）の著者エリック・シュローサーは、アメリカのジャーナリストだ。

「アメリカでは毎日、約二〇万人が食品由来の病気にかかり、うち九〇〇人が入院し、四人が死亡している。疾病管理予防センター（CDC）によると、国内人口の四分の一以上が、毎年、食中毒の被害に遭っている」としたうえで、次のように提案する。

「現在の工業化された農業システムを変革させるためには、個人経営の牧場主や農場主の声に耳を傾けなければならない。彼らは、古きよきアメリカの田園風景を思い出させるために存在しているわけではない。彼らこそが、土地を改革し、長期的な視野で管理していく唯一の担い手なのだ」

そのために、消費者にできることは何か？

「われわれは誰ひとり、ファストフードを買うことを強制されてはいない。意味ある変革への第一歩は、あまりにたやすい。ただ買うのをやめればいいのだ」

何を買うか買わないか、何を食べるか食べないかは、どういう社会を支持するかしないかの、信任の投票行為なのである。日本の農業は潰れることはあっても、外国へ逃げ出すことはない。そういう意味では未来永劫に国民生活の基礎といえる。消費者の理解と協力があれば、日本の零細な農家こそが時代の変革の核となり得ると私は確信している。

人にそれぞれ価値があるように、モノにもまっとうな値段というものがあるし、なくてはいけないのだ。

〔著者紹介〕

山下《やました》　惣一《そういち》　1936年、佐賀県生まれ。中学卒業後、農業に従事。現在は米、ミカン、ブドウ、野菜などを作る。そのかたわら創作活動を続け、79年に「減反神社」が直木賞候補になる。東南アジア、南米など世界30カ国以上の農村を歩いてきた。主著=『身土不二の探求』(創森社、98年)、『農の時代がやってきた』(家の光協会、99年)、『産地直想』(創森社、02年)、『食べものはみんな生きていた』(講談社、04年)。

榊田《さかきだ》みどり　1960年、秋田県生まれ。東京大学仏文科卒業。フランスのエコロジー運動への関心から食・環境・農業に興味をもち、有機農業の現場を訪ね始める。生活クラブ生協職員を経て、90年からフリー。週刊誌や農業誌で執筆。農政ジャーナリストの会会員。共著=『自然な生き方と出会う』(サンマーク出版、99年)、『雪印100株運動』(創森社、04年)。

郡司《ぐんじ》　和夫《かずお》　1949年、東京都生まれ。法政大学社会学部卒業。出版社編集部長を経て、80年からフリー。食品汚染問題を中心に取材・執筆活動を続けるとともに、手づくりメディアの月刊『食添特報』編集人。主著=『赤ちゃんが危ない』(情報センター出版局、93年)、『続々怖い食品100種』(ナショナル出版、93年)、『新築病』(現代書館、99年)。

瀧井《たきい》　宏臣《ひろおみ》　1958年、東京都生まれ。早稲田大学政治経済学部卒業。NHK社会部記者、国際協力活動を経て、95年からルポライター。文明と人間、科学技術のあり方をテーマに、記録活動と社会活動を続ける。主著=『食卓に毒菜がやってきた』(コモンズ、02年)、『パパがママになっちゃった』(ポプラ社、02年)、『こどもたちのライフハザード』(岩波書店、04年)。

林《はやし》　克明《まさあき》　1960年、長野県生まれ。中央大学商学部卒業。環境問題をはじめ、社会問題や人物ルポを扱う。チェチェン紛争とジャーナリストをテーマにしたルポで、第9回週刊金曜日ルポルタージュ大賞受賞。主著=『カフカスの小さな国』(小学館、97年、『チェチェン 屈せざる人びと』(岩波書店、04年)。

古沢《ふるさわ》　広祐《こうゆう》　1950年、東京都生まれ。京都大学農学部大学院修了、農学博士。国学院大学経済学部教授。永続可能な発展と社会経済的な転換、生活様式、世界の農業食料問題とグローバリゼーション、環境保全型有機農業などを研究。主著=『共生社会の論理』(学陽書房、88年)、『共生時代の食と農』(家の光協会、90年)、『地球文明ビジョン』(日本放送出版協会、95年)。

安ければ、それでいいのか!?

二〇〇一年一一月一五日　初版発行
二〇〇六年 七 月一五日　7刷発行

編著者　山下惣一

発行者　大江正章
発行所　コモンズ
東京都新宿区下落合一−五−一〇−一〇〇二
TEL〇三（五三八六）六九七二
FAX〇三（五三八六）六九四五
振替　〇〇一一〇−五−四〇〇一二〇
info@commonsonline.co.jp
http://www.commonsonline.co.jp/

印刷・東京創文社／製本・東京美術紙工
乱丁・落丁はお取り替えいたします。
ISBN 4-906640-44-3 C 0036

＊好評の既刊書

＊シリーズ安全な暮らしを創る

知って得する食べものの話
●生活クラブ連合会「生活と自治」編集委員会編　本体1300円＋税

遺伝子操作食品の避け方
●小若順一ほか　本体1300円＋税

危ない生命操作食品
●天笠啓祐　本体1400円＋税

食べることが楽しくなる**アトピッ子料理ガイド**
●アトピッ子地球の子ネットワーク　本体1400円＋税

遺伝子組み換え食品の表示と規制
●天笠啓祐編著　本体1300円＋税

危ない電磁波から身を守る本
●植田武智　本体1400円＋税

危ない健康食品から身を守る本
●植田武智　本体1400円＋税

郷土の恵みの和のおやつ
●河津由美子　本体1400円＋税